企业大健康
管理实务

中国石油国际勘探开发有限公司◎编

石油工业出版社

内 容 提 要

本书从职业健康管理与职业病危害防护、公共卫生、职场员工健康素养、多元化企业健康管理、医疗保障、航空医疗转运、心理健康及大健康审核八个部分解读梳理企业大健康实务，探究行业健康战略。

本书适合于广大企业健康管理及相关人员阅读使用。

图书在版编目（CIP）数据

企业大健康管理实务 / 中国石油国际勘探开发有限

公司编 .—北京：石油工业出版社，2022.10

ISBN 978-7-5183-5562-4

Ⅰ . ① 企… Ⅱ . ① 中… Ⅲ . ① 石油企业 – 海外企业 –

劳动卫生 – 卫生管理 – 中国 Ⅳ . ① R13

中国版本图书馆 CIP 数据核字（2022）第 158260 号

出版发行 : 石油工业出版社

　　（北京安定门外安华里 2 区 1 号　　100011）

　　网　　址 : www.petropub.com

编辑部 :（010）64523553　 图书营销中心 :（010）64523633

经　销 : 全国新华书店

印　刷 : 北京中石油彩色印刷有限责任公司

2022 年 10 月第 1 版　 2022 年 10 月第 1 次印刷

787×1092 毫米　 开本 : 1/16　 印张 : 14.25

字数 : 349 千字

定价 : 90.00 元

《企业大健康管理实务》

—— 编委会 ——

主　任：陈金涛

副主任：何文渊　黄先雄

成　员：阎世和　赵成斌　李　伟　彭继轩

　　　　杨意峰　胡显伟　刘丽萍

—— 编写组 ——

主　编：李　伟

副主编：陈　雯　彭德真　潘　超

成　员：王　岩　刘创建　孙增生　薛　伟

　　　　黄力维　刘小红　西晓静　兰洪黎

　　　　王宏宣　关文雯　赵　潇　王晓龙

　　　　谷红军　张雪军　田慧颖　刘飞飞

　　　　李继光　杨凯翔　任　明　张国庆

　　　　陈映菡　杨洪涛　蒋庆恩　黄宝茹

　　　　王心长　丁　钉　杨玉叶　姚　震

前 言
PREFACE

党的十八大以来，以习近平同志为核心的党中央把维护人民健康摆在更加突出的位置。2016 年，中共中央政治局会议审议通过"健康中国 2030"规划纲要，发出建设健康中国的号召，明确了建设健康中国的大政方针和行动纲领。2019 年国家卫健委联合多部门出台了《关于推进健康企业建设的通知》，制定印发《健康企业建设规范（试行）》，提出建设健康环境、提供健康管理与服务、营造健康文化等全方位推进健康企业建设的各项措施，指导各地规范开展健康企业建设。企业作为健康中国建设的重要切入点，建立企业健康管理体系，做好健康保障、健康管理、健康维护，不仅造福全国 4 亿多名职工，同时更能惠及其家庭成员。

本书的编写是在创建健康企业的基础上，结合提升全员健康素养的需要，深入贯彻落实"以人为本、生命至上"的健康管理工作基本原则的具体体现。本书从企业职业健康管理与职业病危害防护、公共卫生、职场员工健康素养、多元化企业健康管理、医疗保障、航空医疗转运、心理健康及大健康审核八个方面，系统地对企业大健康的统筹管理给予了有意义的指导，特别是在体检评估、健康监测、应急转运和树立员工健康个人第一责任人等方面为企业提出了具体的管理工作方法。

本书是建设健康企业、持续深入开展健康管理工作的指导性书籍，适合企业健康管理人员、从事健康企业相关工作的专业人员及企业员工等阅读。愿本书的出版，能为企业的健康管理工作提供切实的帮助，为员工的身心健康保驾护航。

在本书的编写和审定过程中，宝石花医疗集团在医疗保障、健康监测、医疗应急响应和远程会诊等相关部分给予了技术指导，维世达健康在职业健康管理、公共卫生、健康管理、航空转运的部分安排了专业人员参与编写，北京大学第三医院优秀的医疗专家团队和门诊部医护人员多次在健康管理工作上给予了宝贵的支持，用专业和爱心守护员工的健康，在此一并表示感谢！

由于能力与水平有限，本书有错误、疏漏或不当之处，恳请专家、同仁和各方读者提出批评、意见和建议。

目 录
CONTENTS

第一章

职业健康管理与职业病危害防护

第一节 职业健康形势及法规要求

一、职业健康形势

职业病防治工作关系到广大劳动者的健康福祉，关系到经济社会可持续发展，是健康中国建设的重要内容。《中华人民共和国职业病防治法》是我国职业健康管理工作的纲领，2002 年 5 月 1 日实施，于 2018 年完成第四次修正，规定用人单位应当建立、健全职业病防治责任制，加强对职业病防治的管理，提高职业病防治水平。职业病种类多，分布行业广，接触受害人数多。职业病病人只是健康受损人群中的冰山一角，目前我国接触职业病危害人数超过两亿人。

2021 年，国家卫健委等 17 个部门联合印发了《国家职业病防治规划（2021—2025年）》，明确了"十四五"时期职业病防治工作的主要任务和目标，强化政府、部门、用人单位和劳动者个人四方责任，深入实施职业健康保护行动，开展宣传教育和健康促进活动，加强科研及成果转化应用，进一步提升职业健康工作质量和水平。

职业病防治是社会系统工程，安全监管部门、卫生计生部门和劳动保障部门分别承担职业病"防、治、保"工作，如图 1-1 所示。生产经营单位为职业健康工作的责任主体，应坚持"预防为主，防治结合"的方针，依据行业风险和职业病分类实行分类管理、

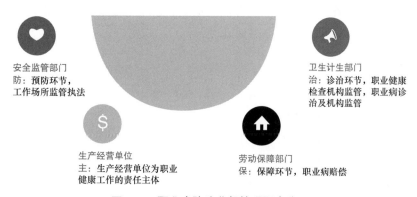

安全监管部门
防：预防环节，
工作场所监管执法

卫生计生部门
治：诊治环节，职业健康
检查机构监管，职业病诊
治及机构监管

生产经营单位
主：生产经营单位为职业
健康工作的责任主体

劳动保障部门
保：保障环节，职业病赔偿

图 1-1 职业病防治监督管理职责分工

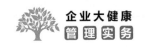

综合治理。既要做尘肺病、噪声聋等传统职业病的防控，同时也要关注工作压力、心理健康及肌肉骨骼系统疾病等新型职业病危害的预防。不断提升职业健康服务能力和保障水平，积极开展健康企业建设、争做"职业健康达人"系列活动，推进职业健康素养监测，增强员工健康意识，提高员工健康水平。

二、职业健康相关法规

（一）中国职业健康相关法规时间表

2002 年 05 月　中华人民共和国职业病防治法

2002 年 11 月　中华人民共和国安全生产法

2003 年 06 月　工作场所职业病危害警示标识（GBZ 158—2003）

2008 年 01 月　中华人民共和国劳动合同法

2010 年 08 月　用人单位职业病防治指南（GBZ/T 225—2010）

2011 年 02 月　建设项目安全设施"三同时"监督管理暂行办法

2012 年 04 月　女职工劳动保护特别规定

2012 年 06 月　工作场所职业卫生监督管理规定（安监局第 47 号令）

2012 年 06 月　用人单位职业健康监护监督管理办法（安监局第 49 号令）

2013 年 04 月　职业病诊断与鉴定管理办法（卫生部第 91 号令）

2014 年 10 月　职业健康监护技术规范（GBZ 188—2014）

2014 年 11 月　用人单位职业病危害告知与警示标识管理规范（安监局第 111 号令）

2015 年 12 月　职业病危害因素分类目录（国卫疾控发〔2015〕92 号）

2018 年 12 月　中华人民共和国职业病防治法（第四次修正版）

2019 年 02 月　职业健康检查管理办法（国家卫生健康委员会 2 号令）

2019 年 08 月　工作场所有害因素职业接触限值　第 1 部分：化学有害因素（GBZ 2.1—2019）

2020 年 03 月　职业健康安全管理体系　要求及使用指南（GB/T 45001—2020）

2021 年 02 月　工作场所职业卫生管理规定（国家卫生健康委员会第 5 号令）

中国职业健康法律法规体系如图 1-2 所示。

（二）相关的国际公约

质量管理体系标准（ISO 9001）

环境管理体系标准（ISO 14001）

职业健康安全管理体系（ISO 45001）

职业安全健康管理体系标准（ILO-OSH 2001）

职业健康安全环境综合管理体系（NOSA CMB 253）

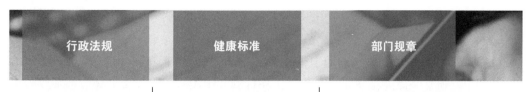

行政法规	健康标准	部门规章
《尘肺病防治条例》 适用于有粉尘作业的企业、事业单位 《使用有毒物品作业场所劳动保护条例》 作业场所使用有毒物品可能产生职业中毒危害的劳动保护	《电子工业防尘防毒技术规范》(WS 701—2008) 《焊接工艺防尘防毒技术规范》(WS 706—2011) 《铸造防尘技术规程》(GB 8959—2007) 《高温作业人员膳食指导》(WS/T 577—2017) 《工作场所职业病危害作业分级　第3部分：高温》(GBZ/T 229.3—2010) 《职业健康监护技术规范》(GBZ 188—2014)	《建设项目职业病危害分类管理办法》 《工作场所职业卫生监督管理规定》 《用人单位职业健康监护监督管理办法》 《职业病危害项目申报办法》 《建设项目职业病防护设施"三同时"监督管理办法》 《职业病诊断与鉴定管理办法》 《用人单位职业病危害告知与警示标识管理规范》

图 1-2　中国职业健康法律法规体系

三、职业健康安全在企业中的职能和任务

职业健康是一门内容涉及多学科综合研究分析的专业，主要研讨工作环境和员工健康之间的关系，以及工作中因环境接触导致的健康影响。在企业层面，职业健康安全旨在防止员工在职业活动中发生各种伤亡事故和职业病危害因素的暴露，预防和保护员工免受健康危害因素伤害，并将员工安排在适合他们的工作环境中，促进和保障员工在职业活动中的身心健康和社会福利。在企业中，职业健康管理环节、流程和职能任务如下。

（一）源头控制

由单位组织实施，健康主管部门协助开展职业病危害水平评估，识别工作场所健康风险因素。

（二）过程监管

（1）委托有资质的检测单位开展工作场所健康危害因素监测及评价，并将结果告知员工。如有超标，立即整改。

（2）委托具有职业健康检查资格的医疗卫生机构，组织对接触职业病危害作业或者对健康有特殊要求的劳务派遣员工进行职业健康检查。

（3）根据国家要求，开展职业病危害因素告知、警示、申报工作。

（4）委托具有资质的评价单位，每三年开展一次职业病危害现状评估。

（5）参与职业安全事故和职业病的分析。

（6）参与工作流程的改善，新设备运行对员工健康影响的测试与评估。

（7）提供符合国际标准、行业标准，满足现场需要的职业病防护设施和防护用品，并督促、教育、指导从业人员按照使用规则正确佩戴、使用，给予职业健康防护的专业建议。

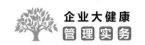

（8）针对职业健康、职业卫生、安全与人机工程学，以及个人与集体防护用品／设备给予专业的建议。

（9）向员工提供职业健康、职业卫生和人机工程学方面的信息，并进行培训和教育。

（10）将职业卫生宣传、培训纳入年度工作计划并组织实施。完善和建立职业病危害防控措施和事故应急预案，组织医疗紧急救助并进行针对性的演练。

（11）建立、健全职业卫生档案和劳动者健康监护档案。

（三）结果管理

根据《中华人民共和国职业病防治法》和《职业病诊断与鉴定管理办法》对职业病进行严格管理。职业病诊断完成后，由人事部门执行工伤程序，促进工伤预防和职业康复。

四、职业健康常识及专业术语

职业病（occupational disease）是企业、事业单位和个体经济组织等用人单位的劳动者在职业活动中，因接触各种有害的化学、物理、生物因素，以及在作业过程中产生的其他职业有害因素而引起的疾病。接触职业病危害因素不一定就会患职业病，与工作有关的疾病也不都是职业病。

职业病危害因素（occupational hazards）是生产工作过程及其环境中产生和（或）存在的，对职业人群的健康、安全和作业能力可能造成不良影响的一切要素或条件的总称。在实际的生产场所中，这些有害因素常常不是单一存在的，往往同时存在着多种有害因素，这对劳动者的健康将产生联合的、危害更大的影响。

职业健康监护（occupational health surveillance）是以预防为目的，根据劳动者的职业接触史，通过定期或不定期的医学健康检查和健康相关资料的收集，连续性地监测劳动者的健康状况，分析劳动者健康变化与所接触的职业病危害因素的关系，并及时地将健康检查和资料分析结果报告给用人单位和劳动者本人，以便及时采取干预措施，保护劳动者健康。职业健康监护主要包括职业健康检查、离岗后健康检查、应急健康检查和职业健康监护档案管理等内容。

职业健康检查（occupational medical examination）是通过医学手段和方法，针对劳动者所接触的职业病危害因素可能产生的健康影响和健康损害进行临床医学检查，了解受检者健康状况，早期发现职业病、职业禁忌症和可能的其他疾病和健康损害的医疗行为。职业健康检查是职业健康监护的重要内容和主要的资料来源。职业健康检查包括上岗前、在岗期间、离岗时的健康检查。

职业健康安全管理体系（occupational health and safety management system）是企业全面管理的重要组成部分，以实现职业安全健康方针为目的，并且保证这一方针得以有效实施。职业健康安全管理体系要求首先建立管理责任制、针对企业各个相关职能和层次进行与之相适应的培训、做好职业病危害告知工作、提高全员安全生产意识，使得职业健康安全管理落到实处，有效地控制事故隐患，避免员工和企业利益受到损害。

第二节 职业病危害因素识别、评估

一、职业病危害因素分类

职业病危害是生产环境中影响人体健康的各种有害因素的统称，是造成职业病的原因。2015 年，国家颁布的《职业病分类目录》中规定了六大类 459 种职业病危害因素，主要包括粉尘、化学因素、物理因素、放射因素、生物因素，以及在作业过程中产生或存在的其他职业性有害因素。

职业病危害因素按来源分为三大类，即生产过程职业病危害因素、劳动过程职业病危害因素和生产环境职业病危害因素。

（1）生产过程职业病危害因素：生产技术、机器设备、使用材料和工艺流程中产生的，与生产过程有关的原材料、工业毒物、粉尘、噪声、振动、高温、辐射及生物性因素，如图 1-3 所示。

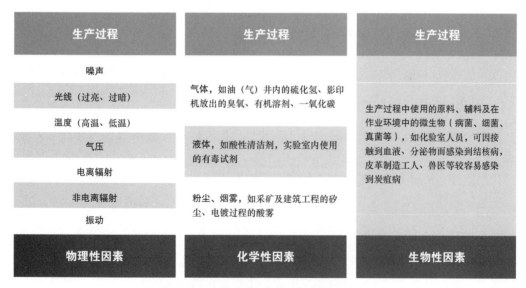

图 1-3　生产过程中常见职业病危害因素

（2）劳动过程职业病危害因素：在劳动过程中涉及劳动者、劳动对象、生产工具三个要素，主要与生产工艺的劳动组织情况、生产设备工具、生产制度有关，如劳动中紧张度过高、劳动强度过大或劳动安排不当、人机工程危害等。

（3）生产环境职业病危害因素：生产场地的厂房建筑结构、空气流动情况、通风条件及采光、照明等，如不良气象条件，厂房矮小、狭窄，车间布置不合理，照明不良等。

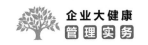

二、职业病危害因素常见的存在形式

粉尘：漂浮于空气中的固体微粒，直径大于 0.1mm，主要是机械粉碎、碾磨、开挖等作业时产生的固体物形成的。

烟尘：又称烟雾或烟气，悬浮在空气中的细小微粒，直径小于 0.1mm，多为某些金属熔化时产生的蒸气在空气中氧化凝聚形成的。

雾：悬浮在空气中的液体微滴，多为蒸汽冷凝或液体喷散而形成。烟尘和雾又称气溶胶。

蒸气：液体蒸发或固体物质升华而形成，如苯蒸气、磷蒸气等。苯中毒对身体的危害归结为致癌、致残和致畸胎。有机磷会导致咳嗽、胸痛、胸闷、喉头痉挛等呼吸系统症状。

气体：在生产场所的温度、气压条件下散发在空气中的气态物质，如二氧化硫、氮氧化物、一氧化碳、氯气等。

其他形式：如物理性因素的噪声、辐射及生物因素的真菌、细菌等。噪声造成的健康危害包括高血压、失眠、食欲减退、胃溃疡、疲乏、焦虑紧张等。严重影响听觉器官，甚至使人丧失听力，也可能通过神经系统的作用而"波及"视觉器官，使人的视力减弱。

三、职业病危害因素对人体的影响

健康危害可以通过暴露造成的影响来评估，或参考发生危险的环境/工作场所位置。

（一）影响毒害程度的因素

致病因素的特征：毒性（急慢性、致敏）、理化特征（水溶性、分散度、挥发性沸点）。

作用条件：接触方式、暴露的时间和水平浓度或强度、个人防护、劳动强度。

个体易感性：年龄、性别、卫生习惯、营养、健康状况（职业禁忌）。

（二）侵入人体的途径

侵入人体最主要的途径主要有三种，即呼吸道、消化道和皮肤。其中最主要的途径是呼吸道，其次是皮肤，只有特殊情况下才会出现消化道摄入。

呼吸道是人体摄入毒物最主要、最危险的途径，约占职业中毒人数的 95%。人体肺泡面积为 55～120m²，吸收力强，可通过丰富的毛细血管迅速分布全身。凡是气体、液体、气溶胶、粉尘（烟、雾）均能通过呼吸道吸收，如硫化氢、苯及其同系物，各种粉尘。

脂溶性或类脂溶性物质与皮肤接触进入人体，如有机磷化合物、苯及其同系物等。具有腐蚀性的物质也可以通过破坏人体皮肤保护屏障作用进入人体，如强酸、强碱等。

工业毒物一般不易经消化道侵入，当发生意外或不注意个人卫生时，毒物会经污染的手、衣物、食品而侵入。哺乳期妇女可经乳汁把毒物传给婴儿，引起中毒。

（三）毒害形式

不同毒物及作用条件不同，引起毒害的表现形式也不同，根据人体吸收毒物后产生中毒效应的快慢可分为急性中毒、慢性中毒及亚急性中毒。

急性中毒：短时间内大量毒物侵入人体后发生的病变，具有发病急、变化快和病情重的特点。引起中毒的原因常见于违反卫生安全操作规程或执行不当、设备故障、意外、事后处置救援不当等。

慢性中毒：长时间摄入低浓度毒物，经积累逐渐引起的病变。其特点是潜伏期较长，常见于慢性汞中毒或尘肺等。发病原因包括作业场所超标、未定期体检。

亚急性中毒：介于急性中毒和慢性中毒之间的病变形式。常见的原因有作业场所超标严重、个人防护不当。根据对人体伤害部位的表现不同，又可分为对神经系统、呼吸系统、消化系统、肾脏、皮肤等的损害。

四、职业病危害因素识别

在职业健康管理工作中，根据经验或通过类比调查、工作场所监测、流行病学调查及实验研究等方法，识别工作场所中可能暴露的职业病危害因素，是保护员工健康的第一步。其目的在于确定危害因素的种类、来源、形式或性质、分布、浓度或强度、作用条件、危害程度，为职业卫生管理提供科学依据，确定职业病危害监测指标。

职业病危害识别过程中应坚持全面识别、主次分明、定性和定量相结合的原则。要求工作人员既要具备专业知识，还要拥有丰富的现场经验和工业技术常识。从建设项目工程内容、工艺流程、物料流程、维修检修等方面入手，逐一识别，分类列出，并对危害程度进一步识别。

经验法依据专业知识和工作经验，直观地对工作场所存在的危害因素进行辨识分析，适用于传统行业项目，受知识、经验的限制，可能出现遗漏和偏差。

类比法是借鉴类似工程调查和监测资料，分析危害因素，适用于已有相同或相似项目危害因素的识别，但可比性的差异带来偏差。

检查表法对工段、装置、设备、生产环节、劳动过程的相关要素以检查表的方式进行检查，辨识分析可能产生危害因素，适用范围较广，但通用性较差、受经验等因素的影响，实施起来花费时间长。

检测法在对工作场所进行调查的基础上，应用采样分析仪器对可能存在的危害因素进行分析，适用于存在混合性、不确定的因素项目，真实可靠，可以识别其他方法难以发现的因素，但受仪器设备限制。

企业对作业现场的职业病危害因素识别分析程序如图 1-4 所示。

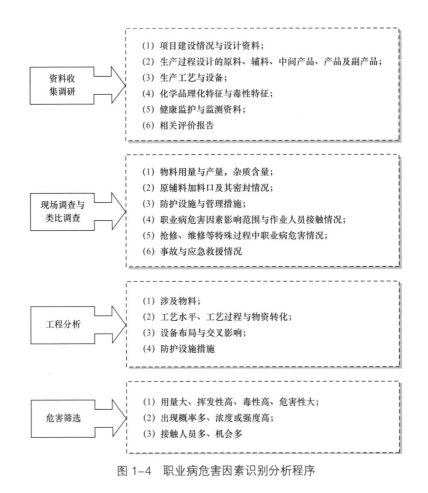

资料收集调研 →
(1) 项目建设情况与设计资料；
(2) 生产过程设计的原料、辅料、中间产品、产品及副产品；
(3) 生产工艺与设备；
(4) 化学品理化特征与毒性特征；
(5) 健康监护与监测资料；
(6) 相关评价报告

现场调查与类比调查 →
(1) 物料用量与产量，杂质含量；
(2) 原辅料加料口及其密封情况；
(3) 防护设施与管理措施；
(4) 职业病危害因素影响范围与作业人员接触情况；
(5) 抢修、维修等特殊过程中职业病危害情况；
(6) 事故与应急救援情况

工程分析 →
(1) 涉及物料；
(2) 工艺水平、工艺过程与物资转化；
(3) 设备布局与交叉影响；
(4) 防护设施措施

危害筛选 →
(1) 用量大、挥发性高、毒性高、危害性大；
(2) 出现概率多、浓度或强度高；
(3) 接触人员多、机会多

图 1-4　职业病危害因素识别分析程序

五、职业病危害因素风险评估

通过开展职业病危害因素评估发现相关风险因素，消除或降低风险。

为评估暴露于已识别的健康危害的程度，需要量化个人和 / 或环境暴露的水平，并以公认的标准为基准。这一过程中将需要使用适当的监测技术来量化暴露水平。

多次暴露于健康危害可以同时或连续发生，累计增加的暴露剂量可能增加健康风险。

在评估暴露水平时，应考虑现有控制措施的有效性，例如工程、个人防护装备的提供和工作休息时间。

暴露的阈值水平是没有观察到不利影响的水平。对于某些健康危害，有定义的阈值水平，例如职业接触限值（OEL）。对于大多数健康危害阈值水平尚未确定。

健康危害识别应由设施 / 工作场所 / 活动主管领导，通过考虑活动和工作环境的所有方面的过程进行，并由受过健康危害识别培训的人员及熟悉该活动的个人参与和评估。

直线部门经理应确保根据健康危害识别为每个设施 / 工作场所 / 活动，制订与工作和工作环境相关的潜在物理、化学、生物、人体工程学和心理健康危害的清单。

第三节　职业健康管理

职业健康管理是指对与工作有关的疾病和健康状况进行医学监督、诊断、评估、治疗、研究。企业应建立职业健康管理制度。

一、职业病危害项目申报管理

用人单位工作场所存在职业病目录所列职业病的危害因素时，应如实及时向所在地安全生产监督管理部门申报危害项目，并接受监督管理。职业病危害因素参照《职业病危害因素分类目录》（国卫疾控发〔2015〕92号）确定。

职业病危害因素按照"属地管理"原则，向当地安全生产监督管理部门申报。申报内容包括用人单位疾病情况，产生职业病危害因素的生产技术、工艺和材料，职业病危害因素种类，接触职业病危害因素的人数及分布，防护设施和防护品配备，法律、法规及规章制度的其他文件和资料。申报方式采用电子数据和纸质文本两种方式。按照国际法规的规定流程，企业申报流程如下：

（1）职业病危害控制效果评价与防护设施竣工验收通过后30日内进行申报，由项目组织实施单位通过"职业病危害项目申报系统"进行电子数据申报。

（2）将"职业病危害项目申报表"加盖公章并由主要负责人签字后，连同有关文件、资料一并上报所在地的市级、县级安全生产监督管理部门。

（3）留存职业病危害项目申报回执，与项目职业卫生"三同时"资料一起交给档案馆存档。

二、职业病危害因素告知

产生职业病危害的用人单位，应当在醒目位置设置公告栏（图1-5），公布有关职业病防治的规章制度、操作规程、职业病危害事故应急救援措施和工作场所职业病危害因素检测结果。

（一）基本要求

传达关于健康和安全的信息或相关信息时，应使用标识。

不论因何种理由员工的听力或视力受阻（例如因穿着个人劳保用品或防护装置），都需要采取附加措施（例如增加亮度或音量），从而确保员工能看到或听到警告标识或信号。

某些情况下，可能需要多种类型的安全标识共同使用。例如，指示特定风险的照明警告标识与表示"一般危险"声音报警共同使用，手势与口头指令共同使用。

所有安全标识都需要被适当维护，以便它们能够执行其设计的功能。从标识牌的常规清洁到照明标识和听觉信号的定期检查，都是为了确保其正常工作。

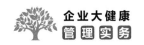

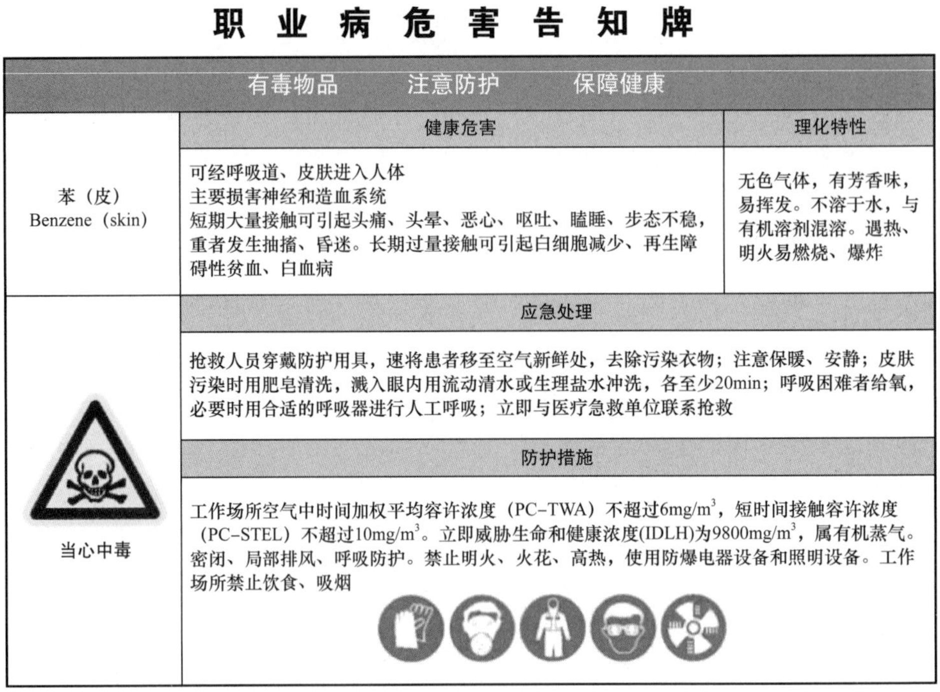

职 业 病 危 害 告 知 牌

	有毒物品　　　注意防护　　　保障健康		
	健康危害		理化特性
苯（皮） Benzene (skin)	可经呼吸道、皮肤进入人体 主要损害神经和造血系统 短期大量接触可引起头痛、头晕、恶心、呕吐、瞌睡、步态不稳、重者发生抽搐、昏迷。长期过量接触可引起白细胞减少、再生障碍性贫血、白血病		无色气体，有芳香味，易挥发。不溶于水，与有机溶剂混溶。遇热、明火易燃烧、爆炸
	应急处理		
	抢救人员穿戴防护用具，速将患者移至空气新鲜处，去除污染衣物；注意保暖、安静；皮肤污染时用肥皂清洗，溅入眼内用流动清水或生理盐水冲洗，各至少20min；呼吸困难者给氧，必要时用合适的呼吸器进行人工呼吸；立即与医疗急救单位联系抢救		
	防护措施		
当心中毒	工作场所空气中时间加权平均容许浓度（PC-TWA）不超过6mg/m³，短时间接触容许浓度（PC-STEL）不超过10mg/m³。立即威胁生命和健康浓度（IDLH）为9800mg/m³，属有机蒸气。密闭、局部排风、呼吸防护。禁止明火、火花、高热，使用防爆电器设备和照明设备。工作场所禁止饮食、吸烟		

图 1-5　职业病危害告知牌示意图

带有各种颜色的标识，都具有其特定的含义。表 1-1 为安全标识通用颜色的各种含义。

表 1-1　安全标识通用颜色的含义

颜色	含义或目的	标识所表达的指令或信息
红色	禁止标识、危险警告、消防设备	危险行为、停止、关断关停、紧急切断装置、逃生标识和位置
黄色或琥珀色	警告标识	注意小心、引起重视、检查
蓝色	强制标识	特定行为或动作，如穿戴保护设备
绿色	紧急逃生、急救标识	门、出口、逃生路线、设备和设施

（二）标识牌的使用要求

标识牌应足够大且足够简单清楚，能够被很容易地看到和快速理解。永久标识牌是必要的，除非工作场所或所要警示的危险是暂时的。注意避免在小范围内使用太多的标识牌。若环境发生变化使得不再需要某一特定的标识牌（所警示的风险不再存在），则应确保该标识牌被移除以避免显示误导性信息。

禁止标识的特征：圆形；白底黑图、红边和对角线（红色部分至少占标识面积的35%）。

警告标识的特征：三角形；黄底黑图、黑边（黄色部分至少占标识面积的50%）。

强制标识的特征：圆形；蓝底白图（蓝色部分至少占标识面积的 50%）。

紧急逃生或急救标识的特征：矩形或正方形；绿底白图（绿色部分至少占标识面积的 50%）。

消防标识的特征：矩形或正方形；红底白图（红色部分至少占标识面积的 50%）。

三、职业健康体检

企业应制定职业健康体检制度，且公布实施，并对体检情况进行考核。

（一）体检类别

职业健康体检应包括岗前、在岗期间、离岗时、定期职业健康体检、非职业健康监测、应急性健康检查等体检计划。

岗前：发现新从业人员有无职业禁忌症，确定是否能从事该岗位。

岗中：旨在尽早发现劳动者在工作中的健康异常变化，评价职业病危害因素的控制效果。

离岗：确定在停止接触职业病危害时的健康状况。

（二）职业健康体检计划

职业健康体检计划应包括以下内容：

（1）体检目的：保障员工身体健康，消除职业性危害，预防职业病发生。

（2）体检对象：可分为在职特殊工作员工、在职女工、45 岁以上员工。

（3）体检项目：根据体检员工分类，详见第四章第三节。

（4）体检周期：非职业健康体检周期为每年一次或根据不同年龄安排间隔体检。职业健康检查周期按照实际情况，如粉尘、氨气、有机物、噪声作业一年一次体检，酸性物质和电工作业两年体检一次。

（5）组织形式：由企业人力资源部或 HSE 部门组织协调。

（6）经费预算：由企业承担，列入年度预算。

备注：根据医疗服务部门的建议，体检和健康评估可能被认为是必要的，并将考虑可能存在的任何职业病危害或条件。此外，所有人员都将有机会在与年龄相关的常规时间间隔进行健康检查，如：40 岁以下，每三年一次；40～50 岁，每两年一次；50～55 岁，每年一次；55 岁以上，每六个月一次。

注：海上人员或需要海上访问的人员将强制接受此类检查。

（三）工作适宜性评估

识别需要开展工作适宜性评价的所有工作任务（例如外派海外工作、消防工作、专职司机、餐饮工作、起重机操作、偏远场所工作、呼吸器使用、直升机加油员、高空作业等），对存在重大健康或安全风险的场所，安排一位称职的职业健康专业人员对照规

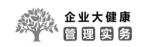

定程序和准则对员工的工作适宜性进行评价，对已确定不适宜某项工作的员工进行管理（详见第四章）。

四、职业健康监测

职业健康监测：为及时发现劳动者的职业损害，根据劳动者的职业接触史，对劳动者进行有针对性的定期或不定期健康检查和连续的、动态的医学观察，记录职业接触史及健康变化，评价劳动者健康变化与职业病危害因素的关系。其包括作业场所检测、职业病危害检测（定期对工作场所内的职业病危害因素进行检测）、作业环境检测公示。

健康监测的内容和频率应根据工作适宜性评估的工作特定危害确定。它通常包括对从事接触职业病危害作业的人员进行的岗前、在职和离岗体检，以及可能接触任何急性职业病危害后的体检。检查应当由具有资质的医疗卫生机构进行。

健康监测与任务适应度密切相关，并被用作评估员工持续适应任务的工具。它可以用来监测暴露于一种或多种特定健康危害（例如噪声和苯暴露）的员工的健康随时间的变化。这种监测既可以作为职业病发展的早期指标，也可以作为监测控制措施（如个人防护装备）有效性的工具。

（一）工作场所健康监测类型

健康监测可以采取以下一种或多种形式：

（1）生物监测：对接触员工的组织、分泌物、排泄物或呼出空气中的物质或其代谢物进行测量和评估。

（2）生物效应监测：对暴露员工早期生物效应的测量或评估。

健康监测应由具有适当资格的人员进行检查，且在暴露期间和暴露后审查记录和职业史。

（二）健康监测频次

健康监测（职业病危害）可以评估个人（企业和承包商员工）的健康状况，连续性地监测劳动者的健康状况，收集数据以检测和评估对健康的危害。健康监测的频次应以不超过 12 个月的间隔或根据相关法律法规的指示进行。

《工作场所职业卫生监督管理规定》规定：职业病危害严重的用人单位，应当委托具有相应资质的职业卫生技术服务机构，每年至少进行一次职业病危害因素检测，每三年至少进行一次职业病危害现状评价。《职业健康监护技术规范》（GBZ 188—2014）规定了接触相关职业病危害因素的劳动者开展健康检查的内容和周期。如有毒有害场所检测，高毒情况每月监测一次，职业中度危害因素每半年监测一次。

五、职业健康监护档案

企业应保存适当的暴露和健康监测记录，以识别一般健康趋势和需要采取后续行动的问题领域，以满足法律要求并保护企业免受不合理的赔偿要求。指定的职业健康医生和护士有责任提供体检和健康监测的医疗记录。个人医疗和健康记录是保密的，必须安全存储，未经个人书面同意，不得与其他员工交流。匿名数据应用于向管理层和员工报告调查结果，并监测职业健康计划的实施和进展。

医疗和健康监测记录必须至少保留 40 年（中国 15 年）。如果进行流行病学研究，良好的记录保存也是必不可少的。暴露和健康监测记录应保存至少 30 年，因为某些暴露与健康影响出现之间存在较长时间的延迟。

（一）职业健康监护档案内容

（1）劳动者职业史、既往史和职业病危害接触史。

（2）相应作业场所职业病危害因素监测结果。

（3）职业健康检查结果及处理情况。

（4）病诊疗等劳动者健康资料。

（二）必备档案资料

（1）主要负责人、职业卫生管理人员和职业病危害严重工作岗位的劳动者等相关人员职业卫生培训资料。

（2）职业病危害事故报告与应急处置记录。

（3）劳动者职业健康检查结果汇总资料，存在职业禁忌症、职业健康损害或者患职业病的劳动者处理和安置情况记录。

（4）建设项目职业卫生"三同时"有关技术资料，以及其备案、审核、审查或者验收等有关回执或者批复文件。

（5）职业卫生安全许可证申领、职业病危害项目申报等有关回执或者批复文件。

（6）其他有关职业卫生管理的资料或者文件。

（三）企业职责

用人单位应当按规定妥善保存职业健康监护档案。正式员工的所有医疗相关记录均需要在企业医务室存档，并保存至员工离职后 15 年。职业健康管理流程如图 1-6 所示。根据企业和国家规定，职业伤病应当及时记录和上报。分为可记录伤害、损失工作日事件（LWDC）、严重伤病病例（SIIC）、脱离工作时间或工作活动受限等。医疗档案要实施保密和隐私性保管，根据企业规定，员工的医疗及职业健康相关信息是员工个人隐私的一部分，通常情况下只有医务室医务人员及员工本人可以查阅该员工的相关医疗信息。员工可以复印其本人的医疗档案，医务室需为其复印件盖章。保存和审阅员工的医疗档案需有员工的"医疗记录保存和审阅声明"。但是当员工签署"医疗信息释放同意书"或者下列情况之一时，医务室医务人员有权力释放员工的相关医疗信息，但需要在"医疗

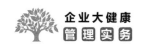

记录访问登记表"记录：该员工的生命受到威胁需要提供其医疗信息；涉及法律纠纷、补偿事宜；国家法规或企业要求；流行病、职业病调查或危害性评估。

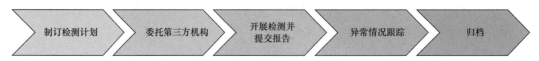

图1-6 职业健康管理流程

六、职业健康管理各部门职责

医务室职责：对正式员工组织、实施职业健康体检，包括上岗前、在岗期间、离岗前、意外事件后和提出体检要求时对员工的健康检查。对体检结果进行评估，并及时将体检结果和评估结果通知员工。将体检分析报告报告安全环保部和相关部门，如员工所在部门、人力资源部等（以下"相关部门"同此范围），并执行企业医疗记录的保密政策。同时指导、监督和检查合同方人员的职业健康体检状况，每年对合同方的职业健康体检审计一次。

人力资源部职责：为医务室提供入职、在职、转岗、离岗人员的名单。

安全环保部职责：安全和工业卫生人员应当给医务人员提供风险评估、采样检测结果，以及接触危害相似群体（SEG），主要负责人对本单位的职业病防治工作全面负责。

员工所在部门职责：保证每位员工均了解此程序。配合安全环保部和医务室了解员工工作接触的潜在职业病危害和人数，保存和更新本部门接触危害相似群体（SEG）人员名单和职业健康风险，以便确定体检人员和项目。

合同方负责人职责：对长期在为项目服务的合同方员工组织上岗前、在岗期间、离岗前、意外事件后和提出要求时的健康检查，并提供经费保障。应根据有资质的体检机构发放的体检结果及评估结果安排员工的上岗和离岗。

工会职责：依法对职业病防治工作进行监督，维护劳动者的合法权益。用人单位制订或者修改有关职业病防治的规章制度，应当听取工会组织的意见。

七、职业健康管理程序

（一）健康监护管理

（1）医疗监护：安全环保部提供各部门的风险评估，医务室与各部门主管鉴别员工的健康风险，保存和及时更新健康监护人员的名单，根据国家法规和企业的要求制订相应的特定健康监护计划。实施上岗前、在岗期间、离岗前、意外事件后和提出要求时的健康检查。保管健康档案、沟通结果和后续跟踪复查。将体检结果和阳性发现进行统计、趋势分析，并进行沟通。

（2）医疗伤病管理：对职业伤病，首先要采取预防措施，早期识别危害，为员工进行培训，进行数据和趋势分析，实施工程和行政控制，以避免职业伤病的发生。一旦发生职业相关伤病，则根据国家《工伤保险条例》和企业的要求及时报告、救治、跟踪、沟通、原因调查和流程评估。工伤申报具体见工伤办理流程。医务人员与员工和员工所在部门保持沟通，协助员工制订诊治、康复计划和提供适当的医疗服务，跟踪和评估员工身体状况，帮助实施调岗、返岗。因职业病伤病康复需要，员工必须暂时脱离原来的岗位时，医务室医生有权力和责任根据国家法规和企业的要求与相关部门一起实施暂时离岗计划。因各种伤病进行治疗，当重返潜在职业病危害作业岗位时，需由医务室医生出具健康状况的评估，合格者方可上岗。员工的病假单需由医务室医生签字认可，方可成为有效考勤依据。

（3）根据国家法规和企业规定，对新聘人员进行上岗前健康评估，以确保其身体状况适应工作的要求。

（4）对员工进行培训，包括潜在健康影响、症状和体征、早期报告和医疗干预、意外暴露事件的报告、医疗急救程序。进行吸毒和酗酒危害的培训，建立和维护无吸毒、酗酒的工作场所。

（5）趋势：对员工的健康监护数据进行统计，对结果进行趋势分析。

（6）员工的职业健康体检应由当地有资质的职业健康体检机构执行。

（二）健康监护要求

依据《职业健康监护技术规范》（GBZ 188—2014）的要求，定期职业健康检查分为强制性和推荐性两种。健康监护要求针对不同的暴露需要定期向员工、主管、HR、EHS或HSE部门通告健康评估结果。在岗期间检查周期如下：

（1）机动车驾驶：大型及营运车每年一次，小型车及非营运车每两年一次。

（2）听力保护：体检周期为每年一次。确定员工为工作原因导致STS（听力曲线重大变化）时，应当在21d内以书面通知的形式通知该员工。对其使用的听力防护用品有效性进行再确定。

（3）化学品：对于在岗期间的体检，每半年检查肝功能一次；健康检查周期每年一次。对接触砷、锰、铍、可导致尘肺的粉尘等人员需要进行离岗后的医学随访。

（4）血液传染性病原体：体检周期为每年一次。企业每年对相关人员进行培训。对曾拒绝注射乙肝疫苗，现又同意进行疫苗注射的员工，应为其注射疫苗。对皮肤刺破、黏膜、眼睛等接触血液、体液等暴露事件要进行登记、鉴别、评估并采取后续的相应措施。需要采血进行评估时需要填写"暴露源血液采样同意书"和"暴露者采样同意书"。

（5）人机工程：纳入标准为生产和实验室高和中风险岗位的员工及行政人员中高风险岗位的员工，体检周期为每两年一次。

（6）呼吸防护用品：纳入标准为使用N95等防尘、化学品口罩，以及半面罩、全面罩、供风式头盔、披风式头盔、空气呼吸器等呼吸防护用品的人员，体检周期为每三年一次。

（7）非电离辐射：周期为每两年一次。当发生紧急暴露事件后，员工、主管或HSE人

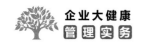

员怀疑员工有损伤时，应当在有资质的职业卫生机构进行评估和必要的进一步眼科检查。

（8）物理危害因素：周期为每年一次。

（9）致敏物：周期为每年一次。

（三）人员要求

（1）从事潜在职业病危害作业的正式和合同员工应当参加相关的职业健康体检。

（2）若员工因个人原因未参加企业为其安排的体检，员工需签署"体检谢绝书"，并保留在员工的医疗档案中。

（3）从事接触潜在生殖影响危害作业的员工，属于潜在生殖影响健康监护的范围。当员工提出进行生殖影响检查时，需为其进行生殖健康检查，并做出评估。

（4）从事潜在职业病危害作业的女员工有责任向医务室医生、部门主管、经理报告自己准备怀孕的时间、正在孕期、预产期时间和哺乳期的情况。正在怀孕的女员工可以自愿选择是否参加职业健康体检。从事潜在职业病危害作业的男员工也有责任向医务室医生、部门主管、经理报告孕育情况，以便根据风险进行健康管理。

（5）不能安排孕期和哺乳期的女员工在接触 PBOEL 为 3A、3B、4 级的制剂活性物料（API）岗位工作；不能安排孕期和哺乳期的女员工接触 PBOEL 为 1、2 级同时有生殖影响的 API 粉尘的岗位工作；不能安排孕期和哺乳期的女员工在除 API 以外的其他生殖影响化学品的岗位工作。原本在此岗位工作的女员工，在孕期和哺乳期，部门必须调离她们到没有潜在生殖影响危害的岗位工作。

第四节　职业病危害防护措施

面对职业健康风险应采取适当措施预防或控制，替代或消除措施始终是首选控制措施，包括原料替代和（或）生产过程替代。如果此类方法不可行，则应使用个人防护设备（PPE），如图 1-7 所示。

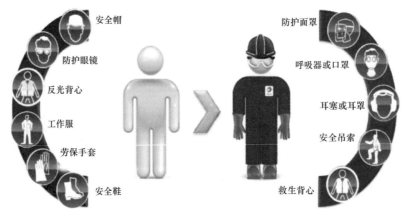

图 1-7　职业病危害个人防护装备（PPE）

　　企业应根据各个现场的危害制订详细的 PPE 程序和方案以规范头部保护、眼部和面部保护、听力保护、手部保护、身体保护、脚部保护的 PPE、呼吸保护设备和高风险作业保护设备（如防坠落设备）的选择、采购、验收、存放、发放、使用、维护和报废。

一、头部保护

　　主要有以下三种情况，员工、承包商或访客必须佩戴头部保护：
　　（1）当工作场所有由于坠落或固定物体造成潜在的头部受伤隐患；
　　（2）当头部碰到头顶的固定装置或可能受到移动物体冲击；
　　（3）当存在电击和 / 或烧伤隐患。
　　企业应识别必须佩戴安全帽的工作场所，设置关于佩戴安全帽要求的正确的安全标识，为员工配备合格、适用的安全帽。
　　标准安全帽包括一个硬壳、一个支架或悬挂系统、一个头带和配件（包括下颌带、后颈带、遮阳板、保护面罩、耳罩、汗带、防寒衬里等）。在装配上述配件时，必须确保后壳没有损坏，触电保护没有受损。

二、眼部和面部保护

（一）概述

　　员工、承包商或访客必须始终佩戴眼部和 / 或面部保护装置以避免在处理危险化学品、金属切割和研磨、高压喷气、喷漆、焊接和火焰切割、非电离辐射和使用激光等作业中或附近时眼睛和面部受到伤害。
　　当可能对开展作业的员工的眼部和面部或者附近其他人的眼部造成伤害或刺激的危险时，监督人员应确保工人和附近的人佩戴了与危险相适应的眼部和 / 或面部保护设备。
　　应按个人分发经常佩戴的眼部和面部保护装置，但在一个车间中由多个使用者使用的固定研磨、钻井或其他旋转机器除外。在此情况下，除向车间内的员工发放眼部保护装置外，应在机器附近放置合适的眼部保护装置。
　　应为在强烈太阳光下作业的员工提供安全太阳镜。对于戴眼镜或隐形眼镜的员工，如果在正常作业过程中必须摘除隐形眼镜，应提供医生规定的眼部保护装置或者遵照医学评估和批准。
　　每个面罩、透镜和支持框都应有明显的标记以识别制造商。此外，眼部和面部保护装置的所有重要部件应有可辨识和永久的标志以表示符合特定的标准。每个滤光镜应标记有遮光度。
　　对任何作业活动佩戴眼部和面部保护装置的必要性应在现场以永久性的标记表示，需要的保护类型的视觉展现应根据要求显示。

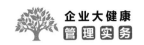

（二）使用

眼护具可对以下作业危害提供眼睛及面部保护：

（1）不同强度的冲击；

（2）可见光辐射；

（3）熔融金属飞溅；

（4）液体雾滴或飞溅；

（5）粉尘；

（6）刺激性气体；

（7）以上伤害的任何组合。

三、听力保护

所有人员在设置有要求佩戴听力保护设备的安全标志的实际或可能的高噪声区域［大于85dB（A）］作业或访问时，应始终佩戴合适的听力保护设备。听力保护设备应符合所在国相关标准。

听力保护设备的选择取决于噪声暴露的情况及特点、持续时间和强度。在选择最合适类型的听力保护设备类型时，除噪声衰减外，还要考虑的因素包括舒适性、成本、存放、佩戴者的接受程度和卫生情况。

一般使用两种基本类型的听力保护设备：耳塞和耳套。在非常高噪声的区域，员工可以要求佩戴双重听力保护（插入式耳塞和耳套）。

在实际或可能存在的高噪声的现场入口，应提供一次性（可塑形）的耳塞。使用纸巾、棉绒、玻璃纤维毛绒或其他非标准的保护方法效果不佳，应禁止使用。

耳塞（模制个人耳塞除外）应当是一次性的，虽然可以清洗和重复使用，但不推荐。对耳套必须定期检查外壳、衬里和头带是否有损坏，并更换缺陷部件。耳套在不使用时应保存在干燥、阴凉的地方。

四、手部保护

在可能暴露于化学物或电、化学危害和接触粗糙表面或尖利物体的区域作业时，应佩戴合适的手套或者其他手部保护设备。

手套或其他手部保护装置必须能提供危害防护，并确保佩戴者合适和舒适。保护的选择应基于合适性、与作业的兼容性和使用者的要求。此外还应考虑保护手套抵抗摩擦和其工业磨损的能力。

（1）在有手部割伤或擦伤的风险时，应佩戴布安全手套。

（2）对于焊接、切割或其他热工作业，应佩戴皮革手套。

（3）在搬运热设备或材料时，应佩戴无石棉的耐高温手套。

（4）在搬运有害材料和化学品时，应佩戴厂家在物品安全资料清单（MSDS）中指定的手部保护装置。

（5）对于极端寒冷的情况，应使用绝缘手套。

（6）用于电力作业的橡皮手套应在没有油脂的保护容器中存放。

禁止在操作旋转设备（如机床、柱式钻床等）时佩戴手套，因为手套可能缠绕到设备中。在佩戴化学防护手套时，避免接触身体、设备或配件的其他暴露部分，并在使用期间及脱下前定期用合适的清洁剂清洗以避免污染扩散。在处理剧毒材料的情况下，被污染的手套应立即处理，不得重复使用。

应定期检查手套是否有割伤、穿孔、磨损、裂缝、污染等。手指和其他拐点之间的区域应仔细检查。

五、身体保护

当对人的身体存在危害时，需要提供充分的身体保护（如特别的服装、围裙、绑腿等）。

身体保护服有不同种类，如一般工作服、化学保护服、消防服、热工环境保护服、冷作业环境保护服、蒸汽保护服、高能见度服、浮起装置等。所有保护服都是针对特定用途的，应根据开展的作业和涉及的危害性质选择。

可能在正常作业中接触尘土和油脂的所有人员应配备和穿好棉制或聚酯面料制一般用途工作服（一件式或两件式）。在所有施工、钻井、生产和维护活动过程中需要使用工作服，可能访客也需要穿戴，具体由装置负责人决定。在移动设备附近不得穿松垮的袖子、领带、翻领或其他松垮的衣服。作业时前臂接触尘土和油脂的员工应穿长袖工作服。对于在碳氢化合物生产区域作业的员工可考虑使用防火工作服。

在公认的有害环境（如处理易爆材料、炼油厂、用电仪器实验室、天然气厂或富氧环境）中必须穿的服装应符合国际标准。

六、脚部保护

当存在造成员工的脚发生皮炎及压伤的危险时，如接触化学品、极端热源、光滑表面、钉子或其他尖利物体穿孔、被坠落或滚动物体击中、静电和电力危害，员工必须穿戴相适应的脚部保护设备。

专业鞋的选择主要取决于危害，但同时应考虑舒适性和持续性。选择应基于保护的合适性、与作业的兼容性和用户的要求。一般来说，专业鞋应弹性好、防水和吸汗。在需要保护脚踝的情况下，应选择靴了。同时还应考虑防腐、抗磨和工业磨损能力。应始终遵照制造商关于合理使用和保护等级的说明和标记。

进行可能对脚背造成伤害作业（如使用电锯、除草、厨房冲洗）的员工应穿合适的保护鞋。电力工人必须穿符合防电标准的安全鞋。防静电鞋提供针对静电危害的保护，

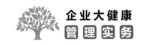

同时提供一定的触电保护。在涉及重型吊装或处理有害液体的作业时，最好选择高帮鞋（6in 或更高）以提供更好的脚踝支持和飞溅保护。在进行可能对脚背造成伤害的作业，如混凝土破碎、建设安装或其他繁重作业时，可采用合格的脚背保护罩与专业鞋配合使用，以达到脚趾和脚背的全面保护。

七、呼吸保护设备（RPE）

（1）一般要求：当存在可能危及生命或健康的灰尘、烟气、雾、烟、喷雾和/或蒸气的情况下，应提供和使用保护呼吸系统的设备。

（2）企业应提供资源，制订和维护书面的呼吸防护计划。呼吸防护计划包括但不限于以下内容：

①呼吸防护计划管理者和其他参与者的职责。

②选择呼吸防护用品的方法。

③对使用呼吸防护用品的员工进行医学评价。

④对呼吸防护用品进行佩戴适合性检验的程序。

⑤员工在常规和紧急情况下正确使用呼吸防护用品的程序。

⑥定期对呼吸防护用品进行清洗、消毒、存放、检查和维护的程序。

⑦保证供气式呼吸防护用品气源质量、气量和流量的程序。

⑧对员工进行常规作业或紧急情况下防止潜在呼吸危害及正确使用、维护呼吸防护用品的培训。

⑨定期评价呼吸防护计划有效性的程序。

应定期对呼吸防护计划的管理情况和执行情况进行评估，以确保计划持续有效。

八、振动

两类振动会带来健康风险：

（1）手持振动工具。手长时间暴露在振动下可能会导致雷诺氏综合症（通常称为"振动白手指"）。

（2）站立、坐着或躺在振动的表面上（例如在旅行期间）。这种低频振动的影响被称为旅行或晕动病。

任何涉嫌因振动而使人员面临健康风险的活动都应报告给 HSSE 部门，并由合格的职业健康顾问进行评估。

九、照明

工作场所必须有充足的自然光和充足的人工照明，以识别健康和安全危害，降低风险并尽量减少视觉疲劳。工作场所和通道的充足照明必须以这样一种方式放置，即不会因照明设备不良而对工人造成事故风险。必须为工人在人工照明失效时，特别是面临风险的工作场所提供足够强度的应急照明。办公室照明应在工作平面上，避免自然和人工照明的眩光。在无法避免的情况下，应为计算机屏幕提供防眩光罩。电脑屏幕应与头顶灯光平行并与窗户成直角。

十、高温

在炎热和潮湿的环境中工作会提高身体的内部（核心）温度，这可能会导致一系列与热相关的不良疾病。除非这种风险得到有效管理，否则应根据环境条件，通过以下措施控制因热引起的健康风险暴露：

（1）在活动前和活动中大量饮水，不要等到口渴再饮水。

（2）穿着轻便、宽松的衣服。

（3）间断地工作，休息时尽量选择凉爽的环境。

（4）佩戴适当的个人防护用品，例如太阳镜。

（5）在室外工作，可以使用防晒霜，其防晒系数（SPF）不低于15。

（6）了解在高温下工作可能导致的危害，以便于及时发现与高温疾病相关的症状。

预防高温导致疾病的一些方法：

（1）痱子：保持皮肤干燥凉爽。局部使用一些非处方药，缓解瘙痒。

（2）皮肤日光灼伤：待在阴凉处或遮阳篷下；每日数次涂抹芦荟霜；使用非处方药来缓解疼痛，例如使用布洛芬或扑热息痛；使用一些缓解灼伤后疼痛的喷剂；涂抹一些保湿霜为皮肤增加湿润，但是不要使用油质的产品，以防皮肤下的热量和汗液不能散出。

（3）中暑痉挛：立即休息，降温；尽量多饮水、补充电解质，例如吃一些含盐的食物或喝运动饮料；轻轻地牵拉和按摩痉挛的肌肉。

（4）中暑衰竭：离开热环境，移到凉爽的地方休息。让病人躺下，把脚稍稍抬高，解开或脱掉衣服，饮用凉水或运动饮料。用凉水喷洒到病人的身上或用扇子扇风降温。如果病人出现体温高热，呼叫紧急医疗救援。

（5）日射病：指人体停止出汗，体温失去了控制。立即呼叫紧急医疗救援，并将病人从日晒下移动到凉爽的环境，脱掉衣物，让病人躺下并抬高下肢。如果病人清醒，可以给予凉的饮料。用湿毯子覆盖在病人身上或用凉水喷洒在身上降温，用扇子扇风或用电扇向病人吹风。

十一、辐射

电磁谱是电磁辐射的全部范围，可以被分为两种类型的辐射：电离辐射（如X射线、伽马射线和粒子射线）及非电离辐射（如红外线、紫外线和激光等）。暴露于电离辐射可以导致皮炎、灼伤、细胞内损伤、血液病等。暴露于非电离辐射，红外线会引起皮肤灼伤和眼睛白内障，紫外线辐射可能导致皮肤癌、结膜炎等。

放射源的使用应符合下列要求：

（1）专用源储存容器应有警告标志，指示"小心，电离辐射"。

（2）放射源应按《剧毒化学品、放射源存放场所治安防范要求》（GA 1002—2012）处理。

（3）急性辐射照射按 GA 1002—2012 进行干预。

（4）放射源和源装载设备应按 GA 1002—2012 进行检验。

管控辐射暴露的风险包括以下内容：

（1）识别工作场所全部的电离和非电离辐射源及其带来的风险。对于识别出的重大风险，必须遵循工程控制、行政控制和工作实践控制这样的层级方式来管控风险。

（2）确保员工了解工作场所存在的不同辐射源，特别是所有的电离辐射、紫外线和高能激光。

（3）尽量消除放射源。

（4）在进行接触电离辐射的工作时，确保有适当的隔离防护及使用个人防护装备；接触红外线（例如在金属熔炼时）和紫外线（例如在焊接时），保护皮肤和眼睛不受伤害。

（5）当接触高压电器设备、X 射线柜、有激光源的仪器时，不要忽视联锁保护装置。

（6）确认员工是否需要接受职业健康监护。

（7）任何时刻对于潜在的放射危害存有疑问时，请咨询专业人员。

根据危害级别的不同，在有辐射危害的区域张贴相关的辐射安全及警示标志。不同国家由于辐射安全暴露数值略有差异，因此辐射安全和警示的标志可能有所不同。切记，要咨询所在国与辐射安全相关的规定及安全标识标准，并熟知所在工作现场的辐射安全标志。

十二、化学危害及安全

为了减少化学品暴露及 / 或减少伤害，员工必须知晓可能接触到的化学品，这些化学品所产生的危害，现场有关使用、运输及 / 或处置危险化学品的相关要求和程序。如果工作现场使用化学品，就需要识别这些化学品的危害和了解如何降低风险的方法。

（1）物品安全资料清单（MSDS）：提供物料化学危害信息的基础沟通工具。MSDS提供了第一手的化学品危害信息，例如某个化学品的物理和化学性质、成分 / 配方、毒理学信息等，还有在接触这种化学品时所需要注意的事项，包括如何运输、如何处置、如何储存、如何处理及如何急救。

（2）标示：一定要牢记，在使用化学品前阅读标示，并遵循标示的要求，这很重要。

① 警示用语，例如危险、警告、当心，是用来说明某一种化学品的危害程度。

② 化学品使用的危害声明，必须列出从突发到渐进的所有的危害，例如，"极度易燃""食入有害""可能致癌"。

③ 预警声明是提示所需采取的特殊行动，以避免遭受伤害，例如"远离热源、火花、火焰""禁止吸烟"。

④ 安全图标用来传达危害信息。

（3）员工需要认真阅读和理解 MSDS 和标示上的信息，以便在工作中安全使用化学品。要恰当地评估、遵循 MSDS 和标示上给出的注意事项。如果对 MSDS 和标示的信息有疑问，与 HSE 专业人员联系。如果化学品没有标示，不要使用。

（4）个人防护用品（PPE）用来保护员工，防止由于接触工作场所中危险源而受到伤害或生病。例如，面罩、安全眼镜、安全帽、安全鞋、工作服、手套、耳塞和呼吸器。

十三、人体工程学

不良的人体工程学设计导致的健康危害主要是肌肉骨骼疾病（例如背部、颈部、手部、手臂和脚部受伤）。在许多情况下，危险不容易识别，因为许多伤害是在一段时间内累积起来的，而不是由单一事件造成的。

人体的一些部位容易产生肌肉骨骼损伤疾患，如颈部、肩膀、背部、肘部、腕部、手部、膝部。应在所有项目的整个生命周期中考虑人机工程学控制，特别是在定义阶段和执行阶段。在工作场所实施人机工程包括三个步骤：

第一步：分析。

（1）如果认为所做的工作可能导致肌肉骨骼损伤，应该与主管、HSE 经理或人机工程团队的负责人联系。

（2）做一份有关该项工作的风险分析，来识别可能的风险。

第二步：把风险降到最小。

有许多方法可以把肌肉骨骼损伤疾患的风险减低到最小，包括：

（1）工作中间多休息几次，每次时间较短，而不要只休息一两次、每次休息时间很长。

（2）在手臂自然长度范围内工作（不要过伸手臂）。

（3）在做重复动作的工作时，争取变化身体的姿势。

（4）变化位置或变化工作台的倾斜度。

（5）休息时，记住要伸展身体使肌肉保持放松和灵活柔韧。

（6）佩戴尺寸合适的手套，以减少手上的压力和肌肉紧张。

（7）尽量使用软垫来覆盖工具的手柄，以便减少接触性压力和用力过大。

（8）处理大而重的物体时，使用台钳可以减少手部的受压和过度用力。

第三步：中性位置。

工作时应尽量保持身体的中性位置，以便减少肌肉骨骼损伤疾患的风险。中性姿势或位置使人体的肌肉骨骼结构所承受的压力最小，因而也使得身体的肌腱自由运动、循环良好。

经常锻炼能够提高柔韧性和力量，因而有助于提升保持身体中性位置的能力。例如，伸展和耸肩膀、站立弯背、伸展手腕屈肌、伸展颈部等。

如果发现动作幅度缩小，肌肉痉挛或僵硬，出现麻木和刺痛或肿胀发炎的感觉，这表明可能罹患了与人机工程有关的损伤，立即与主管和 HSE 经理联系。

（一）人工搬运

应实施以下措施，以控制在工业和办公室工作环境中因手工操作而导致的健康风险：

（1）在合理可行的范围内避免手动操作。

（2）使用起重设备或寻求帮助来提升质量超过 25kg 的负载。在怀孕期间和分娩后三个月内，不要举起质量超过 5kg 的负载。

（3）如果无法避免人工搬运，请通过识别以下内容来评估伤害风险：

① 涉及扭转、弯腰、伸手、用力推拉或重复搬运的工作任务；

② 重、笨重或不稳定的负载；

③ 限制姿势、限制运动或有物理障碍的工作环境。

（4）评估和实施降低伤害风险的方案，包括考虑：

① 设计因素（例如通过自动化、机械化或改变工作场所布局来改变物理工作环境的设计）；

② 工作组织因素（例如通过工作轮换、充足的休息时间和小组工作来减少身体压力）。

（5）教育和培训员工识别人工搬运的危险和良好的搬运技术。

（二）视觉显示单元（VDU）

一些用户认为使用视觉显示单元（VDU）可能会损害他们的健康。迄今为止，广泛的研究没有发现任何科学证据表明 VDU 会损害健康（例如 VDU 不会因辐射而对眼睛、癫痫或健康造成疾病或永久性损害）。

然而，VDU 的使用者可能会出现视觉疲劳（导致头痛、眼后疼痛或视力模糊）和姿势疲劳（导致手、手腕、手臂、颈部、肩部或背部疼痛），尤其是在长时间使用 VDU 工作后。

如果确实出现健康问题，它们通常是由 VDU 的使用方式和工作环境（例如工作姿势、家具设计、设备设置或照明不良的影响）引起的，而不是由 VDU 本身引起的。通过良好的工作场所和工作设计，以及使用 VDU 和工作站的方式，可以避免问题。

在制订和实施适当的控制措施以管理与使用 VDU 相关的人机工程学问题时，应考虑以下因素：

（1）任务设计（例如 VDU 使用的预期持续时间和强度）；

（2）工作组织（例如工作轮换、充足的休息时间和工作常规的改变）；

（3）VDU 要求（例如灵活性和可调整性、显示颜色和维护）；

（4）工作站要求（例如椅子、书桌和家具设计、可调节性和设置）。

员工应接受适当的培训，以使他们能够设置工作站来获得最佳的用户舒适度。

十四、压力

压力是一个人或一群人对过度压力的不良反应。如果压力过大并持续一段时间，可能会导致精神和身体健康不良（例如抑郁、神经衰弱、心脏病），并大大降低工作场所的生产力。不同人有不同的压力阈值，导致产生不同的压力症状，但每个人都容易在任何特定时间受到特定压力。

压力通常是由一系列事件引起的，这些事件可能与一个人的工作、个人情况或这些事件的组合有关。压力很少完全由与工作相关的因素引起，但工作可能是一个主要因素。

应实施以下控制措施，以尽量减少与工作相关的压力：

（1）留意员工的压力迹象并及时干预；

（2）确保员工拥有自信并能够具有执行工作任务所需的技能、培训和资源；

（3）评估不同工作条件和灵活性的机会；

（4）确保员工受到公平对待，不容忍工作场所的欺凌、骚扰、歧视；

（5）与员工保持良好的双向沟通，尤其是在发生变化时。

对于投诉工作压力的员工，应当采取以下控制措施：

（1）倾听并理解他们的担忧；

（2）如果可以的话，迅速采取行动解决问题；

（3）让有关人员参与决定如何处理问题；

（4）如果需要，鼓励和协助员工寻求额外的支持（例如压力咨询）。

第五节 职业病危害事故应急预案的制订

一、背景

应急预案是指针对可能发生的事故，为迅速、有序地开展行动而预先制订的行动方案。

预案的内容应包括以下几点：

（1）指定组织和个人的相关责任，在紧急情况下超越了常规职责时，采取特定的行动。

（2）说明各自权限和机构直接的关系，以及如何协调行动。

（3）说明紧急情况和灾难发生时如何保护生命、财产安全。

（4）明确应急响应和恢复行动中可以利用的人员、设备和设施。

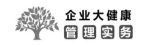

（5）明确应急响应和恢复行动过程中实施减灾的步骤。

二、应急预案的分类

（1）综合应急预案：从总体上阐述处理事故的应急方针、政策、应急组织机构及相关应急职责，应急行动、措施和保障等基本要求和程序。

（2）专项应急预案：针对具体事故类别、危险源和应急保障而制订的计划或方案，是综合应急预案的组成部分。按照综合应急预案的程序和要求制订，并作为综合应急预案的附件。

（3）现场处置方式：针对具体装置、场所或设施、岗位所制订的应急处置措施。现场处置方案应具体、简单、针对性强。

三、应急预案编制程序

（1）资料收集：收集应急预案编制所需相关法律法规、其他相关应急预案、技术标准、国内外同行业事故案例分析、企业技术资料。

（2）危险源与风险分析：在危险因素分析及事故隐患排查、治理的基础上，确定本部门的危险源，可能发生的事故和后果，进行风险分析，指出事故可能产生的次数、衍生事故、形成分析报告。

（3）应急能力评估：对企业或部门应急准备、应急队伍等应急能力进行评估，加强应急能力建设。

（4）应急预案编制。

（5）应急预案评审与发病。

（6）应急预案修订更新。

第六节　健康企业建设

一、背景

近年来，各地、各部门有效落实《中华人民共和国职业病防治法》，推动企业落实用人单位主体责任，创造有益于劳动者健康的工作环境，取得显著进展。《"健康中国2030"规划纲要》《关于进一步加强新时期爱国卫生工作的意见》《关于开展健康城市健康村镇建设的指导意见》中对开展健康社区、健康单位和健康家庭等健康"细胞"建设提出明确要求。

以健康企业建设为切入点，深入实施职业健康保护行动。健康企业作为健康城市、健康中国建设工程的重要组成部分，是推进健康中国建设的重要内容。《"健康中国2030"

规划纲要》提出通过健康企业建设，不断完善企业管理制度，有效改善企业环境，提升健康管理和服务水平，打造企业健康文化，提升用人单位职业健康责任意识、劳动者职业健康自我防护意识，同时积极动员、深入指导、广泛宣传，以点带面深入推动健康企业建设，形成全社会关注职业健康、关爱劳动者的职业健康的氛围。

二、意义

劳动者是社会发展的中坚力量，是社会财富、精神文明的创造者，只有劳动者的健康得到保障，才能实现全人群全周期的健康。企业是劳动者重要的工作场所，对维护和促进劳动者健康具有重要的责任。健康企业建设正是将"以治病为中心转变到以人民健康为中心"的大健康理念，融入到保障和促进劳动者身心健康工作中的有效路径。

三、重点任务

健康企业建设包含"管理制度、健康环境、健康管理与服务、健康文化"四个方面建设内容。

（1）建立健全管理制度。制订健康企业工作计划，结合企业性质、作业内容、劳动者健康需求和健康影响因素等，建立完善与劳动者健康相关的各项规章制度，规范企业劳动用工管理。

（2）建设健康环境。完善企业基础设施，为劳动者提供布局合理、设施完善、整洁卫生、绿色环保、舒适优美和人性化的工作生产环境。积极开展控烟工作，打造无烟环境。落实建设项目职业病防护设施"三同时"制度，做好职业病危害预评价、职业病防护设施设计及竣工验收、职业病危害控制效果评价。

（3）提供健康管理与服务。鼓励依据有关标准设立医务室、紧急救援站等，配备急救箱等设备。建立劳动者健康管理服务体系，实施人群分类健康管理和指导。制订应急预案，防止传染病等传播流行。制订并实施员工心理援助计划，提供心理咨询等服务。组织开展适合不同工作场所或工作方式特点的健身活动。落实《女职工劳动保护特别规定》。依法依规开展职业病防治工作。

（4）营造健康文化。广泛开展职业健康、慢性病防治、传染病防控和心理健康等健康知识宣传教育活动，提高员工健康素养。关爱员工身心健康，构建和谐、平等、信任、宽容的人文环境。切实履行社会责任。

四、具体实施工作

一是加强组织领导。健康企业建设坚持党委政府领导、部门统筹协调、企业负责、专业机构指导、全员共建共享的指导方针，按照属地化管理、自愿参与的原则，面向全国各级各类企业开展。要明确有关部门职责分工，加强协调配合，形成工作合力。卫生健康部门负责做好卫生与健康服务技术指导，开展职业病防治和职业健康有关工作，加强健康教育和健康知识普及。工业和信息化部门要发挥行业管理作用，促进企业积极参与。生态环境部门负责监督管理影响劳动者健康的生态环境问题。工会要积极配合有关部门，宣传健康企业理念，倡导劳动者积极参与，维护劳动者相关权益，促进健康文化，和谐劳动关系，维护好劳动者的健康权益。

二是强化技术支撑。要充分发挥专业技术机构和专家作用，为健康企业建设的政策制定、标准研制、师资培训、考核评估、经验总结等提供专业技术支撑。参照《健康企业建设规范（试行）》要求，定期对建设效果进行评估，不断完善健康企业建设的举措。

三是广泛宣传动员。充分利用各种媒体平台，加强对健康企业建设工作的政策宣传，对健康企业建设的好做法、好经验进行总结和报道，推动全员关心、关注、支持健康企业建设。

五、国外开展健康企业建设相关工作的情况

世界卫生组织 2010 年出版了《健康工作场所行动模式——供用人单位、劳动者、政策制定者和实践者使用》，为工作场所健康保护和促进提出了一个全球性的框架。

加拿大制定了《健康企业标准》（BNQ9700-800），包括一系列工作场所健康促进行动方案，通过认证的方式鼓励企业建设健康企业，帮助员工养成健康生活方式，打造健康环境，保护员工健康。

美国在 2010 年提出了"员工全面健康行动"，通过完善职业健康安全相关政策、设置专项活动和员工共同参与等方面共同努力达到职业健康安全一体化，以提升员工的幸福感。

欧洲的健康工作场所建设关注的是更广泛的工作场所健康决定因素。"欧洲工作场所健康促进网络"发布了《工作场所健康促进质量标准》及配套工具，发布了《工作场所健康促进卢森堡宣言》等涉及心理健康、慢性病防治的一系列文件，并发起了一系列工作场所健康促进主题活动，为促进职业人群大健康提供了政策倡导、技术指南和良好实践。

日本发布了《工作场所员工全面健康促进指南》，广泛推行工作场所全面健康促进，包括健康测定、运动指导、心理保健、营养指导、保健指导等。要求企业结合实际情况执行，以保障和促进员工健康。

六、相关文件

（1）《健康企业建设规范（试行）》；
（2）《健康企业建设评估技术指南》；
（3）《健康企业建设评估表》（参见附录一）；
（4）《健康企业建设评估细则》。

第二章

公共卫生

第一节 概 述

公共卫生突发事件包括重大传染病疫情、群体性不明原因疾病、重大食物中毒，以及其他危害公共健康的突发公共事件。

当下公共卫生全球环境复杂多变，企业应根据其员工数目、分布及人员特点，生产、生活环境（包括工作场所卫生环境、餐饮及供水情况），以及医疗资源配置、人群免疫力等因素，结合属地国家、地区既往公共卫生事件发生种类、规模和影响、同类场所人群罹患率等综合分析，依据公共卫生突发事件分级条件，及时做出预警和响应。

一、传染病疫情

传染病是一种能够在人与人之间或人与动物之间相互传播并广泛流行的疾病。传播途径包括空气传播、水源传播、食物传播、接触传播、土壤传播、垂直传播（母婴传播）等。

传染病疫情与气候、地理等自然因素，以及流动人口、卫生状况和生活条件有关。人口流动增加，拥挤、粗放式畜牧养殖，水源不足和卫生条件差，饮食水加工、流通管理模式不规范，周边卫生服务资源稀缺等，都会增加传染病传播的风险。

二、传染病分类

（一）甲类传染病

甲类传染病有两种，包括鼠疫和霍乱。发生此类传染病，对病人、病原携带者的隔离、治疗，以及对疫点、疫区的处理，均强制执行。

（二）乙类传染病

乙类传染病有 27 种，包括严重急性呼吸综合征（SARS，传染型非典型肺炎）、新型冠状病毒肺炎、艾滋病、病毒性肝炎、脊髓灰质炎、人感染高致病性禽流感、麻疹、流行性出血热、狂犬病、流行性乙型脑炎、登革热、炭疽、细菌性和阿米巴性痢

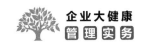

疾、肺结核、伤寒和副伤寒、流行性脑脊髓膜炎、百日咳、白喉、新生儿破伤风、猩红热、布鲁氏菌病、淋病、梅毒、钩端螺旋体病、血吸虫病、疟疾、甲型 H1N1 流感。其中 SARS、新型冠状病毒肺炎、炭疽中的肺炭疽、人感染高致病性禽流感、甲型 H1N1 流感等，虽然被纳入乙类，但可以直接采取甲类传染病的有关规定和管理方案进行控制。

（三）丙类传染病

丙类传染病有 11 种，包括流行性感冒、流行性腮腺炎、风疹、急性出血性结膜炎、麻风病、流行性和地方性斑疹伤寒、黑热病、包虫病、丝虫病，除霍乱、细菌性和阿米巴性痢疾、伤寒和副伤寒以外的感染性腹泻病、手足口病。

三、群体性不明原因疾病

群体性不明原因疾病是指一定时间内（通常是指两周内），在某个相对集中的区域内同时或者相继出现三例及以上相同临床表现，经县级及以上医院组织专家会诊，不能诊断或解释病因，且有重症病例或死亡病例发生的疾病。

群体性不明原因疾病具有临床表现相似、发病人群聚集、流行病学关联、健康损害严重的特点。这类疾病可能是传染病（包括新发传染病）、中毒或其他未知因素引起的疾病。

当出现符合上述病情特征、暂时不能明确病因的事件时，可参照本节所述公共卫生风险影响因素，预测事件风险程度（等级），按照相应应急预案进行管理。

四、食物中毒

食物中毒是指食用了由细菌感染，或者被有毒物质（有机磷、砷剂、升汞）污染的食物，以及食用了食物本身的自然毒素（如毒蕈、毒鱼）等引起的食源性疾患。

食物中毒分为三类：细菌性食物中毒，即由于吃入食物被某些细菌及其毒素所污染而致；毒素（真菌）性食物中毒，病原菌为有害真菌；植物性食物中毒，植物本身含有有毒物质，如毒蘑菇及发芽的马铃薯。

（一）食物中毒的特点

在企业食堂用餐时，因吃同一种有毒食品而暴发中毒，来势凶猛，发病率高，危害性大；中毒后潜伏期短，大多在摄入有毒食品后 0.5～24h 内发病；临床症状大多相似，一般以急性胃肠炎症为主。

（二）食物中毒主要风险来源

（1）食物原料变质。夏季气温高，鱼、肉、贝类等食品容易变质。如果在加工过程中食品未烧熟、煮透，这样中心部位的细菌就不会被杀死，就极容易变质，从而引起食物中毒。

（2）食物存放时间过长。有的人认为食物存放在冰箱中很安全，其实细菌在冰箱中同样可以繁殖并污染食物，所以要求食堂管理人员定量购买食物，避免囤积过多导致食物腐败。

（3）生熟不分造成食物污染。生食品上常常带有大量细菌，如果盛装生熟食品的容器不分，熟食品就会被细菌污染，人们吃了被污染的食物，就会导致食物中毒。

（4）生吃凉拌菜。夏季气温、湿度都比较高，案板、刀墩、容器上的细菌会大量繁殖，如果使用被污染的工具加工凉菜会使食物受到污染，进而导致食物中毒。

（5）生吃水产品。水产品本身就带有大量的细菌，如果只用开水烫一下就吃，往往寄生在其内部的细菌还会存活，再加上运输、加工过程中的污染，很容易引起食物中毒。

（三）食物中毒的预防

组织对食堂工作人员进行预防食物中毒知识专项培训，要求食堂要建立健全内部食品卫生管理的规章制度，食堂建筑、设备与环境卫生符合要求，食堂内外环境要整洁，消除四害，食堂的设施设备布局合理，餐饮具使用前必须清洁、消毒，禁止重复使用未消毒的餐具。

食堂采购员必须到持有卫生许可证的经营单位采购食品并签订甲乙双方协议书，以便追究对方责任，做到有章可循。严格把好食品质量关，做好食物保管，保持食物新鲜，凉拌菜保持新鲜卫生，生熟食物要分开，防止炊具交叉污染。

杜绝"三无"食品及过期食品进食堂。食品存储到位，做到分类、分架、隔墙、离地存放，定期检查，当天供应的饭菜样品存放 24h，剩余饭菜禁止使用。

食品从业人员必须持有健康证，每年进行一次体检，有传染病者不得聘用。食堂从业人员出现咳嗽、腹泻、发热、呕吐时，应该立即脱离工作岗位，病症痊愈后方可重新上岗。食品从业人员必须养成良好的个人卫生习惯，坚持穿戴清洁的工作衣帽上岗工作。

五、职业中毒

职业中毒是指在生产劳动中使用或接触有毒物质时，由于防护不够，使一定量的毒物经呼吸道、皮肤或消化道进入人体引起器官或组织病变，重者可危及生命。

生产性毒物侵入人体的途径主要有三种：呼吸道、消化道、皮肤。其中，呼吸道是最常见、最主要的途径。而经消化道、皮肤侵入人体的较少见，仅在特殊情况下才发生。生产性有毒物质进入人体后，会对人体的组织、器官产生毒物作用，依据不同毒性，可以对人体的神经系统、血液系统、呼吸系统、消化系统、肾脏、骨组织等产生作用。除了会产生局部刺激和腐蚀作用、中毒现象之外，甚至还会产生致突变作用、致癌作用、致畸形作用，还有一些毒物可能会引起人体免疫系统的某些病变。

职业中毒临床表现非常复杂，同一种毒物经不同途径进入机体吸收后，其毒理作用可以有很大差异，一般经呼吸道吸收较迅速而完全，其次为胃肠吸收，皮肤具有一定的防御作用，但有些毒物易通过皮肤吸收，成为主要进入途径。毒物的品种繁多，毒理作用也各不相同，有时在一个生产环境中，往往同时存在几种职业病危害，这时毒物的毒性可呈相加作用、增强作用或拮抗作用。而同一种毒物对于不同的人体反应差异也很大，这与性别、年龄、健康状况、营养、内分泌、免疫状况、中枢神经系统功能及遗传等因素有密切关系。

六、健康事件

健康事件是指员工在工作中由于疾病或伤害等原因导致健康受损的事件。健康事件包括背部损伤和下肢障碍、癌症和恶性血液疾病、颈椎损伤和上肢障碍、可预防疾病、职业性心理疾病、噪声造成的听力损失、中毒、呼吸疾病、皮肤疾病、工作外伤亡及其他健康事件。

企业健康事件上报也包括员工在工作期间受到伤害、患传染病及较严重疾病；在工作时间以外，从事与工作无关活动意外受伤致死，或在受伤后的任何一日不能按计划或按要求工作；确诊或疑似疟疾、登革热、黄热病等传染病；因疾病导致死亡，或者病症需要包机转运，乘坐商业航班转诊，在当地医院住院，或者未来48h内有可能演变为需要紧急转运情况。

重大疾病包括休克、严重低血压、严重过敏、严重的中暑；严重的创伤、开放性创伤、大量出血、骨折、内脏损伤出血等；急性冠脉综合征、急性心肌梗塞、肺梗塞、主动脉夹层动脉瘤、急性心衰、严重心律失常；呼吸道梗阻、窒息、呼吸衰竭、张力性气胸、严重哮喘发作；严重的腹痛，怀疑急性坏死性胰腺炎、消化道穿孔、肠梗阻、肠系膜动脉栓塞、急性腹膜炎、肾绞痛、怀疑有内出血等；意识模糊、昏迷、严重颅脑创伤、怀疑颅内出血、缺血性脑中风、癫痫大发作、脑炎脑膜炎；急性尿潴留、女性急腹痛伴（或不伴）阴道出血需排除宫外孕。

较严重疾病包括轻中度外伤，排除骨折或内出血；轻中度中暑；较严重的腹痛，怀疑急性阑尾炎、胆囊炎、胆道梗阻、肝脓肿、消化性溃疡等；肉眼血尿、输尿管结石；严重肠胃炎、腹泻、呕吐；严重便秘；重症感冒、流感、上呼吸道感染、咳嗽、咳痰；持续发烧等。

一般疾病包括轻度外伤、皮肤软组织损伤、肌肉韧带拉伤；常见皮肤病、皮肤感染；轻度胃肠炎、消化不良、腹泻、恶心、呕吐；便秘；普通感冒、轻症流感、上呼吸道感染、咳嗽、咳痰、发烧等。

第二节 传染病防治

一、传染病管理指南

(一)分类管理

对所在地高发及高风险传染病种类进行分析,根据其传播途径,加强设施建设及人员管理,制订与传染病风险相匹配的消毒措施。

(1)对于经呼吸道传播的传染病(如结核、人感染高致病性禽流感、中东呼吸综合征、严重急性呼吸综合征、新型冠状病毒肺炎等)高发地区,应定期向员工发放个人防护用品(如口罩)。

(2)对于经消化道传播的传染病(如伤寒、霍乱等)高发地区,应加强对食品操作间卫生水平的监管,加强对参与餐饮工作人员的个人健康及操作要求,注意用水及饮食卫生。

(3)对于经接触传播的传染病(如埃博拉等),以及经血液、体液传播的传染病(如乙肝、丙肝及艾滋病等)高发地区,应加强对项目人员的宣传教育,培养自我防护意识。

(4)对于经虫媒传播的传染病(如黄热病、疟疾、寨卡、登革热等)高发地区,应做好营地与宿舍消毒、杀虫、灭鼠等工作,同时应向员工定期发放个人防护用品(如蚊帐、纱窗及驱虫液等)。

设立(临时)隔离观察区,当出现传染病病例或疑似病例时,应及时启动并予以隔离。集中/隔离观察场所内部根据需要进行分区,分为生活区、物质保障供应区等,分区标示要明确。有保证集中隔离人员正常生活的基础设施,应具备通风条件,并能满足日常消毒措施的落实。集中观察场所尽可能保证单人单间,隔离观察场所必须单人单间。

定期组织员工进行相关传染病知识学习培训,对拟派出国员工,应在其行前进行知识培训并进行考核,考核合格方可派出。根据疫情或至少每季度组织一次相关检查,分析检查结果并进行整改;开展健康监测,建立相应台账,通过监测及时排查传染病风险并纳入整改。

(二)风险评估

传染病的识别与评估,识别包括当地存在的传染病、人员历年所患传染病、因人员轮换携带进入的传染病(如疟疾)等,并对识别出的传染病风险进行评估,结果纳入HSE风险清单。对调查及评估结果进行审核,并监管其传染病防控相关工作;在风险评估的基础上,有针对性地组织宣传教育、张贴标识等。

(1)风险评估主要考虑的因素包括:

① 传染病的类型及其后果的严重性(例如,是否会导致人员死亡);

② 疫情是否会在短期内大幅波动；

③ 是否出现严重病例或死亡病例；

④ 是否会大规模传染。

（2）开展项目所在地传染病及相关流行病学调查与风险评估的时间点为：

① 项目启动前；

② 项目启动后（每年一次）；

③ 项目所在地环境发生变化时。

（3）调查重点内容包括但不限于：

① 施工区域环境因素；

② 传染病种类、分布范围、发病率、传播途径、影响因素、风险程度；

③ 饮食习惯及饮食结构、生活水源；

④ 可利用的医疗卫生资源；

⑤ 施工区域传染病防控有效措施等。

（三）疫情监控和预警

企业负责关注官方疾控机构发布的传染病疫情信息和媒体公布的传染病疫情信息，收集、获取、记录、整理海外项目所在地的传染病疫情信息。所有传染病疫情信息均应在一个工作日内上传HSE信息系统，并由健康主管部门进行处理与发布，各主管部门采取相应措施进行传染病防控。根据所得信息，对传染病进行预警，预警分级标准和应急响应流程参见《国家突发公共卫生事件应急预案》。根据预警分级采取适当的措施，提前合理储备各种传染病／防疫物资，包括储备日常生活必需物资。已感染传染病员工转运回国时，应向海关主动申报。

（四）管理及信息化

企业利用信息系统实施统一的传染病防控管理，相关部门及相关人员应及时更新系统信息。企业负责设计、建立、管理传染病防控管理电子档案。企业可查看所属员工疫苗接种完成情况和相关知识培训结果，维护档案信息。使用健康档案的信息人员应予以保密。

企业组织拟派出员工通过HSE信息系统查看须接种的疫苗并上传完成证明，并在系统中完成相应知识培训和考核，并对拟派出员工的疫苗接种有效情况及知识考核结果进行审查，审查合格的员工方可派出。

对于营地传染病的防控管理，各企业应指定人员负责传染病防控工作，跟踪、上报及验证传染病信息，管理和监督营地传染病防控设施及个人防护用品的配备及使用，确保可利用的医疗卫生资源。企业对传染病风险识别、防控方案、传染病信息监测与上报、疫苗接种、知识培训等工作情况进行监督检查和考核。

（五）采取预防和控制措施

1.病人或相关人员的处理

（1）根据风险评估结果制订传染病预防控制措施，包括但不限于：疫情跟踪、人员通知、培训和教育、疫苗制备和预防接种、预防药物的制备和使用、检疫区的建立和人员疏散。

（2）指定部门或专门人员了解其员工的健康状况。

（3）一旦发现传染病患者、病原携带者或疑似患者，有关责任部门应当立即实施预防和控制措施，包括但不限于：

① 分离和治疗所有患者；

② 消毒办公室、食堂、宿舍和其他公共场所；

③ 灭绝苍蝇、蚊子、大鼠、蟑螂和媒介或昆虫；

④ 预防接种和服药；

⑤ 开展员工的警示和健康教育；

⑥ 发布传染病诊疗规定和预防性建议。

（4）一旦受影响人数持续增加，有关企业应协助当地政府主管部门进行进一步的人员隔离和治疗，并及时向企业和医疗机构寻求指导和帮助。

（5）具有隔离条件和相应的救治能力的企业进行病人和病原携带者的隔离和治疗时，应根据健康检查结果确定隔离期。疑似病患在被确诊前应在指定地点分开隔离和治疗。

（6）在组织转移患者前，不具备隔离条件和相应救治能力的海外项目，应当在指定地点分开隔离和治疗患者，并寻求满足要求的当地医疗机构转诊患者。

（7）传染病患者、病原携带者或疑似病患的工作和生活场所的其他人应被安排接受医学观察并采取其他必要的预防措施。

（8）从受影响地区返回的员工，如果在离开疫情暴发区域后的最长潜伏期内出现严重传染病症状（如发烧、咳嗽），不要前往企业或留在企业。

2.报告

（1）企业传染病管理的直线经理负责报告疫情。企业医疗官和患者家属应主动报告给直线经理。

（2）传染病患者、病原携带者或疑似患者被发现时，企业医疗官应根据事实将病情记录在门诊病历中，填写传染病报告卡记录（表2-1），并在门诊记录和病历中注明"疫情报告"和"注意疫情报告"。

（3）企业应当指定专门部门或人员，密切注意疫情变化情况，并收集疫情信息。

（4）疫情报告人应向负责传染病管理的直线经理或医疗官报告"传染病报告卡"。登记和总结后，应当按照规定的时限及时向当地和企业报告情况。

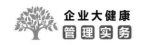

表 2-1 传染病报告卡

编号：_____　　类型：1. 初步报告　　　　　　　　　　　2. 更正报告

姓名 *：_____（患者父母：_____）

证件号码：□□□□□□□□□□□□□□□□□□　　　　性别 *：□男　　□女

出生日期 *：_____（如生日不详，实际年龄：_____）

雇主：_____联系电话：_____

患者是 *：□中国人　□当地人　□来自港澳台　□外国人

当前地址（详细）*：_____（门牌号）_____乡_____镇（镇，街道）_____县（区）_____市_____省

患者职业 *：
□工人　□机关管理人员　□家庭成员　□合同工　□承包商　□餐饮服务　□医务人员　□其他（　　　）

病例类型 *：（1）□疑似病例　□临床诊断病例　□实验室确诊病例　□病原携带者　□检测结果阳性
　　　　　　（2）□急性　□慢性（乙型肝炎，血吸虫）

发病日期 *：

诊断日期 *：

死亡日期：

甲类传染病 *：□鼠疫　□霍乱

乙类传染病 *：

□传染性非典型肺炎　□新型冠状病毒肺炎　□艾滋病　□病毒性肝炎（□甲型　□乙型　□丙型　□戊型　□未分化）□脊髓灰质炎

□人感染高致病性禽流感　□甲型 H1N1 流感　□麻疹　□流行性出血热　□狂犬病　□流行性乙型脑炎　□登革热

炭疽（□肺炭疽　□皮肤炭疽　□未分化）痢疾（□细菌性　□阿米巴性）肺结核（□痰涂片阳性　□仅培养阳性　□细菌阴性　□无痰检查）伤寒（□伤寒　□副伤寒）□流行性脑脊髓膜炎　□百日咳　□白喉　□新生儿破伤风　□猩红热　□布鲁氏菌病　□淋病　□梅毒（□一期　□二期　□三期　□胎传　□隐性）□钩端螺旋体病　□血吸虫病　□疟疾（□间日疟　□恶性疟　□未分化）

丙类传染病 *：

□流行性感冒　□流行性腮腺炎　□风疹　□急性出血性结膜炎　□麻风病　□流行性和地方性斑疹伤寒　□黑热病　□包虫病　□丝虫病　□除霍乱、细菌性和阿米巴性痢疾、伤寒和副伤寒以外的感染性腹泻病　□手足口病

法定管理和重点监测的其他传染病：

疾病名称：_____　　退卡原因：_____

汇报公司：_____　　联系电话：_____

汇报人：_____　　填写日期 *：_____

备注：

3. 建立隔离区

（1）企业应根据传染病感染强度和传播途径的差异，采取不同的隔离方法，如绝对隔离、现场隔离、呼吸道隔离、消化道隔离、接触隔离和昆虫隔离。

（2）如果某种疾病被诊断或怀疑是通过接触传播的疾病，或患者的环境中有严重疾病是通过接触传播的，除标准预防手段外，还应采取接触隔离。接触隔离手段主要包括：

① 设置隔离单元。

② 洗手并戴上手套。

③ 穿隔离长袍。

④ 开展遵守隔离规定的教育。

⑤ 如果患者必须转移，必须对患者和运输人员采取保护措施。

⑥ 需要重复使用的物品应彻底清洗，消毒灭菌。

⑦ 正确处理医疗废物。

⑧ 使用检疫标志。

（3）对于已经被诊断或怀疑是空气传播的疾病，除标准预防的基本措施外，还应采取空气隔离措施。空气隔离手段主要包括：

① 采用单人床房间及特殊的空气处理系统和通风设备，以防止机载传播。

② 进入这种环境的医务人员和人员应穿戴呼吸防护装置、帽子和防护服。

③ 如果病情允许，患者应戴口罩并定期更换。

（4）对于已被诊断或疑似通过飞沫传播的疾病，除实施标准预防手段外，还应采用飞沫隔离措施。飞沫隔离手段主要包括：

① 如果可能的话，在不同的隔离室安排病人。

② 感染相同病原体的患者共享隔离室。床距离至少为1m。不需要特殊的空气处理设备。

③ 近距离（1m以内）接触患者时，应戴口罩。

④ 患者的活动受到限制。如果必须出门，则必须戴口罩。

4. 疫区消毒

（1）一旦发现传染病患者、病原体携带者或疑似患者，企业应采取及时有效的隔离措施，对被传染病病原体污染的场所、物品和医疗废物，企业根据当地的法律法规的规定实施消毒和无害化处置。

（2）企业应当按照传染病防治指南和当地主管部门的要求，改进和执行消毒管理制度，实施传染病预防性消毒。

5. 员工宣传教育

（1）企业应当按照传染病防治指南"健康教育"的要求，对一线员工进行培训，提高传染病防治意识和能力。

（2）企业应指定医疗官负责加强食品和饮用水卫生监督。

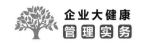
（3）企业应遵守资源国和当地的卫生法律法规及卫生标准和规范，并在公共区域发布卫生知识。

（4）一旦发现传染病患者、病原体携带者或疑似患者，分公司应按照传染病防治指南"疫区消毒"的要求定期对公共区域进行消毒。

（5）企业应针对公共卫生、新闻学和沟通开展多专业的学习和培训，以应对传染病暴发期间的社会恐慌，即如何选择恰当的时间以恰当的方式告知当地媒体恰当的信息，包括疾病暴发的信息和流行控制的成功或失败策略。

6. 其他预防和控制措施

（1）零报告。

（2）相互观察。

（3）相对封闭的工作管理模式。

（六）监督管理

（1）企业应建立传染病日常监督检查工作计划和被监督对象档案。

（2）企业应定期收集传染病疫情信息和公共卫生突发事件的资料。

（3）企业应主动了解当地近期传染病防治情况，主动联系当地和所在国家卫生防疫管理机构，了解该地区主要传染病的情况。

（4）企业可以有组织地将传染病监督检查与医疗卫生机构检查结合起来，实行综合检查。

（七）健康教育和培训

1. 宣传教育

企业应做好传染病防治宣传教育工作，通过公告栏、报纸、期刊、内联网、电视、媒体、健康教育研讨会进行预防性宣传教育，普及预防知识，提高员工的预防能力，指导员工培养良好的卫生意识，养成良好的生活习惯。

企业应在员工入境一个月内，为其提供有关基本卫生习惯和资源国频繁发生传染病症状的意识培训，以作为员工职前准备的一部分。

2. 培训内容

培训内容包括有关甲、乙、丙三类传染病预防和控制的相关法律法规和专业知识。

（1）法规和程序：有关传染病预防和控制的法律、法规和条例，资源国和当地的职业卫生标准和卫生要求等。

（2）专业知识：甲、乙、丙三类传染病目前的防控措施、病因、发病机理、诊断程序、诊断标准和鉴别诊断，传染病相关疾病，职业感染和职业保护，传染病防控相关的宣传教育，传染病报告及其他相关知识。

（3）其他部分：关于当地常见传染病的知识和当前流行情况的宣传和培训。

二、疟疾管理办法

疟疾是一种由疟原虫引起的严重疾病，属于医疗急症，可以治愈，且很大程度可以预防。任何人都可能感染疟疾，居住在疟疾流行地区的人可能会获得部分免疫，因此可能不会立刻出现症状。有时可能会在叮咬后 7d 才出现症状。因此在出现"流感样"症状时告知医生旅行史非常重要，即使已经离开疫区超过 1 年。

早期症状类似流感，例如发热、寒颤、头疼和躯体痛及周身乏力和不适。如不及时治疗，疟疾可能引起神志模糊、抽搐、昏迷甚至死亡。

所在地为疟疾风险地区的企业应根据要求进行风险评估、制订防控计划、进行相关管理，并对当地疟疾疫情进行监控和预警。对员工外派遣、工作期间、休假期间及外派结束后进行全过程疟疾防治管理。

外派人员出国前、休假及离职前进行疟疾筛查。建立所在国、所在地区的疟疾发病率信息获取渠道，对疫情周期进行预测，建立历年疟疾感染月度统计。所在地为疟疾高风险地区或进入疟疾疫情高发期的项目，应及时预警，并采取体温监测、疟疾筛查、抗疟治疗及预防性用药等防控措施。

疟疾传播主要发生在黄昏和黎明之间，与按蚊的叮咬习惯相对应。疟疾传播强度与疟原虫类型、病媒、人类宿主和环境等因素有关。传播还取决于可能影响蚊子数量和存活的气候条件，如降雨模式、温度和湿度。在许多地方，传播是季节性的，高峰出现在雨季期间和雨季之后。非洲和东南亚是疟疾高度流行区。当在海拔超过 2000m（6500ft）时，疟疾传播减少。疟疾防控流程如图 2-1 所示。

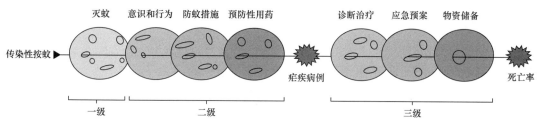

图 2-1 疟疾防控流程

（一）风险评估

对载体繁殖的潜在环境和人为（例如坑）来源进行风险评估。风险评估必须考虑所有现场操作场所，如办公室、棚子、仓库、房屋设施和周围区域，并包括黄昏之后发生的任何活动。

（二）防控管理

1. 环境控制

采取环境控制措施，减少蚊虫滋生地，包括在幼体阶段减少源头活动，例如喷洒杀虫剂，必须根据预先批准的应用程序、时间表和许可进行。

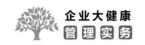

2. 个人防护

建议疟疾风险地区所有人员使用个人防护措施，以降低被按蚊叮咬的风险，因为抗疟疾药物并非 100% 有效。任何可以减少黄昏和黎明之间暴露在按蚊面前的措施都会减少疟疾的风险。通过使用涉及个人防护措施的集成方法，可以最大限度地降低风险行为。

（1）避免蚊子。

避免蚊子的重要措施包括以下内容：

① 蚊子主要在黄昏到黎明的时间里觅食。所有人员均应采取措施防止夜间蚊虫叮咬。

② 尽量减少蚊子进入工作和住宿区域，包括：窗户和门上的屏障应维修良好，门要正确而紧紧地关上，以及"没有孔"的墙壁和屋顶。

③ 在当地蚊子一天中叮咬较活跃的一段时间内，留在蚊子保护区。

（2）物理障碍。

如果蚊子不能叮咬，那么疟疾就无法传播。因此可以通过物理障碍，以减少蚊子可获得的未保护皮肤的数量。有效的物理障碍包括以下两类：

① 服装：穿着长袖衬衫和长裤可能会减少或防止蚊虫叮咬。浅色衣服对某些蚊子的吸引力可能较小。晚上戴蚊帐帽。

② 蚊帐：公认的一种有效的屏障，可防止蚊虫叮咬。但如果旅行者的皮肤靠在蚊帐上，蚊子仍可能叮咬。用杀虫剂（如苄氯菊酯）处理蚊帐可以大大提高蚊帐的防护能力。

（3）化学屏障。

可以使用两种化学屏障来降低疟疾的风险：驱虫剂和杀虫剂。驱虫剂不会杀死蚊子，但会使得蚊子不叮咬，而杀虫剂的作用主要是在接触时杀死蚊子。这些方法并不相互排斥（即某些产品可能既可用作驱虫剂，又可用作杀虫剂）。

驱虫剂避蚊胺是目前可用的驱虫剂中最有效的，配方中避蚊胺的浓度越高，保护的持续时间就越长，浓度一般为 30%～35%。西方国家的监管机构可能对建议的最大避蚊胺浓度有所不同。加拿大热带医学和旅行咨询委员会（CATMAT）认为，对于疟疾风险超过对避蚊胺的任何重要不良反应风险的国际旅行，避蚊胺的使用门槛应该很低。CATMAT 认为，任何年龄组都可以使用浓度高达 35% 的避蚊胺。但一般不推荐避蚊胺或防晒霜组合产品。大多数含有"天然"产品的驱虫剂的有效持续时间比避蚊胺短，因此不是防止蚊虫叮咬的首选产品。

强烈鼓励疟疾高发地区的所有人员使用浸有除虫菊酯类杀虫剂（如氯菊酯、溴氰菊酯、λ- 氯氟氰菊酯、氯氟氰菊酯、α- 氯氰菊酯）的蚊帐。拟除虫菊酯可能会在蚊子落在浸渍网后直接杀死或驱赶它们。无论哪种情况，最终结果都是防止蚊虫叮咬和疟疾。与未经处理的蚊帐相比，浸渍拟除虫菊酯的蚊帐在预防疟疾方面明显更有效。

使用除虫菊酯类产品浸渍蚊帐时应遵循标签说明，使用不透水手套，并在使用前让网干燥。

对衣物进行拟除虫菊酯处理也将降低患疟疾的风险。假设定期洗涤，使用0.5%氯菊酯气雾剂或泵喷雾剂处理衣物通常可有效防止蚊虫叮咬至少两周。浓度高达35%的长效避蚊胺与浸渍拟除虫菊酯的衣服可以起到互补作用。

3. 抗疟药（化学预防药）

所有前往疟疾风险地区的人员都应咨询医生，并且应：

（1）被问及身体状况、怀孕、药物过敏及其他用药禁忌症。

（2）强烈建议按照指示开始化学预防，从进入疟疾地区前一天开始，直至离开疟疾地区后一周持续使用预防。

（3）被告知抗疟药有副作用；如果这些副作用很严重，应立即寻求医疗帮助并停止使用该药物。轻度恶心、偶尔呕吐或稀便不应停止化学预防，但如果症状持续，应寻求医疗建议。

（4）被警告即使使用疟疾化学预防也可能感染疟疾。

（5）被警告应该继续服用处方药，除非出现中度至重度不良反应。

4. 无效的个人防护措施

还有其他产品以安全、"天然"、有效措施的形式销售，但是，CATMAT的评估是以下产品属无效的个人防护措施：

（1）电子（超声波）设备。

（2）浸有驱虫剂的腕带、颈带、踝带（无论是供动物还是人类使用）。

（3）电击装置（即"灭虫器"）。

（4）以气味为诱饵的捕蚊器。

（5）柑橘属植物（即天竺葵室内植物）。

（6）口服维生素 B_1。

（7）雅芳驱虫剂。

（三）早期诊断和治疗

疟疾是一种非常严重的疾病，但只要正确诊断并及时治疗，是可以治愈的。前往某地区的人员必须了解疟疾感染的风险、如何最好地保护自己，以及发烧时需要紧急寻求医疗建议。

应告知所有人员，如果在旅行期间或旅行后出现不明原因的发热，应怀疑疟疾。应尽快就医，个人应要求立即进行厚、薄血膜法检查疟疾寄生虫。决定恶性疟疾患者生存的最重要因素是早期诊断和及时开始适当的治疗。

耐氯喹疟疾在非洲疟疾高发地区常见，以下为有效的首选药物：

（1）Atovaquone/氯胍（Malarone）每天服用，从进入疟疾地区前一天开始，直至离

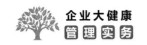

开疟疾地区后一周。

（2）每天服用多西环素，从进入疟疾地区前一天开始，直至离开疟疾地区后四周。

（3）甲氟喹（Lariam）每周服用一次，从进入疟疾地区前一周开始，在接触期间直至离开疟疾地区后四周。

（四）案例分享——西非地区疟疾治疗经验

疟疾是一种完全可预防、可治疗和可治愈的蚊媒疾病，目前尚不可通过疫苗来预防。疟疾的风险根据地理位置而变化。感染疟疾风险最高的地区为非洲和大洋洲，南亚风险其次，而中美洲、东南亚和南美洲则风险较低。尼日尔位于非洲西部，大部分地区都有耐氯喹的疟疾。长期驻派尼日尔工作的中国员工的疟疾发病率仍然很高。恶性疟原虫对氯喹的广泛耐药性使疟疾的预防和治疗复杂化。目前，疟疾不仅仅是一个健康管理问题，这种疾病越来越被认为是一个可以超越国际企业医疗支持系统并严重影响环境、安全和人力资源活动的问题。

中国石油国际勘探开发有限公司海外项目于2014年在西非地区启动疟疾预防和治疗项目。公司在充分借鉴尼日尔当地治疗疟疾的成功经验和掌握中方员工疟疾流行病学规律的基础上，结合中国人生理情况，研究制订在尼日尔中方员工疟疾防治工作中，更加合理的诊疗方案。

1. 疟疾显微镜筛查和疟原虫图谱分析

制定疟原虫镜检方案标准，对尼日尔现场医生进行培训（图2-2），并完成完整的非洲疟原虫图谱（图2-3）。

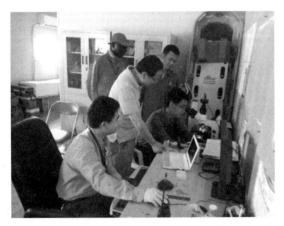 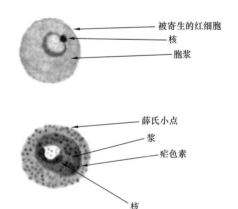

图 2-2 镜检培训

通过对尼日尔中方员工进行疟疾防治知识培训、对现场医生指导、现场调研等方法，从疟疾预防、诊断、治疗等全方位进行疟疾风险防控技术研究，最大限度地减少疟疾风险对尼日尔中方员工健康的影响。

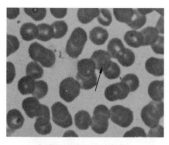
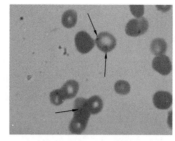
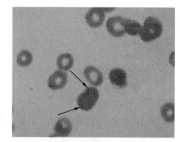

疟原虫环状体（恶性疟）　　　疟原虫环状体（恶性疟）　　　疟原虫双核环状体（恶性疟）

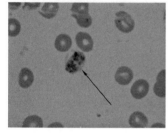
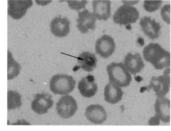
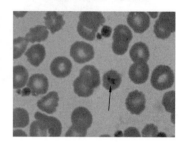

疟原虫裂殖体（恶性疟）　　　疟原虫大滋养体（恶性疟）　　　疟原虫小滋养体（恶性疟）

图 2-3　非洲疟原虫图谱

2. 尼日尔疟疾诊疗方案研究

根据 WHO 推荐意见：当出现发热症状，首先需进行外周血（手指末梢血及外周静脉血）显微镜下查找疟原虫，同时使用快速诊断试剂（RDTs）进行疟疾的筛查。其次进行常规性血常规、CRP 等检查，注意根据呼吸道是否咳嗽、咳痰，有无流涕、鼻塞（与上呼吸道感染、支气管炎、支气管肺炎鉴别）；有无腹泻、痢疾样粪便、水样便等（与菌痢、胃肠道感染鉴别）。

鉴于尼日尔为疟疾高流行区，既往诊治的当地发热患者绝大多数为疟疾感染，考虑到疟疾（绝大多数为恶性疟疾）起病后存在病情进展迅速造成严重不良后果的风险，经与经治医生求证，明确"见热治疟、见疟治恶"的原则：即一旦出现患者发热，即刻开始抗疟治疗，在治疗同时参考其他检查、实验结果排除其他诊断，明确鉴别诊断。

3. 研究制订避蚊胺（DEET）浸泡衣物蚊帐方案

推荐的避蚊胺处理衣物方法为：采用较低浓度（5%）避蚊胺溶液涂擦衣服重点部位，如领口、袖口、裤脚，同时保证足够的晾晒时间，最大程度降低避蚊胺的不良反应。

避蚊胺喷雾剂喷洒法：购置合格的避蚊胺喷雾剂，配发给有需求的员工，由员工自行向衣物领口、袖口、裤脚喷洒。

使用避蚊胺浸泡衣物、蚊帐，如图 2-4 所示。

4. 疟疾防治知识培训

作为疟疾预防项目的一部分，健康教育干预已被证明是一种有效的疾病预防策略。企业健康相关部门制作针对性培训材料，组织对尼日尔员工在疟疾防治知识、个人防护意识和技能（包含 DEET 和 RDT 等）方面的培训。通过微信公众号对非免疫旅行者和外

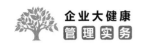

籍工人进行疟疾预防和治疗的健康教育干预措施是提高中国员工和外籍人士疟疾健康素养的有效、可持续、可行和广为接受的策略。

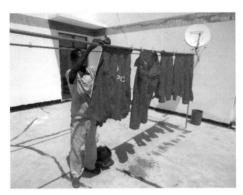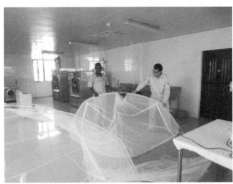

图 2-4　避蚊胺（DEET）浸泡衣物、蚊帐

　　企业的差旅人员在前往有疟疾风险的地区之前，必须接受相关的培训。他们也会收到疟疾预防药品和其他防护疟蚊叮咬的设备，例如蚊帐、杀虫喷雾和避蚊胺。所有来自海外疟疾高发地区的员工也将收到疟疾治疗包，作为其出境的必要条件并必须在离境时出示。当他们离开疟疾地区两个月内，如果表现出类流感的症状，他们可以使用治疗包来自行快速检测，在必要时服用抗疟疾药物并立即就医。

　　5. 环境控制措施——消灭蚊子滋生地及防蚊措施

　　推荐的环境控制措施包括但不限于：清除积水和排水沼泽，或填充洼地和雨水收集区；将水排离营地；盖上或丢弃所有储水容器和罐头；覆盖化粪池设施；营地周围必要时喷洒杀虫剂，以减少所有车辆、仓库和存储区域（包括屋檐下、外墙和高架地板以下）的蚊子数量；在任何户外晚间活动之前使用"击倒"杀虫剂；使用背负式超低容量（ULV）喷雾器或背负式喷雾器喷洒杀虫剂；评估处理任何无法去除的积水的可行性和实用性；死水处理备选方案可能包括将水引入二级安全壳中以加速蒸发，或在必要时使用。露天污水池如工艺上允许密闭的，可加盖密闭；如工艺上不允许密闭的，可加装防蚊纱网。雨水收集池建议放养食蚊幼虫的鱼类；浮选池表面定期进行水生物清除和药物喷洒（图 2-5）。

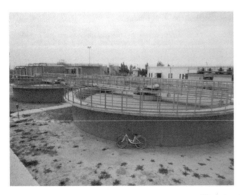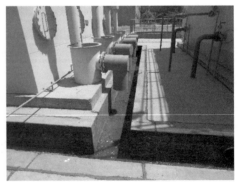

图 2-5　炼厂污水处理场的浮选池

三、血源性传染病管理

（一）血源性病原体

血源性病原体可以通过接触感染者血液或其他体液而传播。能够导致疾病的细菌和病毒，不仅存在于血液中，也可能存在于其他体液中，例如精液、乳汁和脑脊液等。通常血源性病原体很少存在于鼻腔分泌物、汗液、泪液和尿液中，这些病原体也不会通过偶尔的接触而传播。

1. 传播方式

血源性病原体在工作场所常见的传播方式包括：通过破损的黏膜可能传播（例如眼结膜、鼻黏膜、口腔黏膜接触到了血源性病原体）；通过破损的皮肤可以传播（例如含有血源性病原体的血液或体液污染了伤口、溃疡、皮炎、痤疮、破溃的水疱、干裂的皮肤等）；通过被污染的利器可以传播（例如被针头或破碎的玻璃扎伤）。

一些情况下不会传播血源性病原体，包括：使用厕所、淋浴或饮水机、被蚊虫叮咬、咳嗽和打喷嚏、与感染者普通的日常接触等。

2. 常见疾病

（1）艾滋病：人类免疫缺陷病毒（HIV）感染导致获得性免疫缺陷综合征（俗称"艾滋病"）。这种病毒在人体外很难存活。在最终变成艾滋病之前，病人可能携带这种病毒很多年而没有症状。但与感染者普通的日常接触是不会导致感染的，例如共同就餐、社交接触等。目前尚无疫苗预防，也无法治愈艾滋病。

（2）乙型肝炎：乙肝病毒侵害人的肝脏，可以导致肝损伤、肝硬化、肝癌。乙肝病毒生存力很强，能在干燥的血液和体液的表面存活1～3个星期。在工作场所被传播的血源性病原体中，乙肝病毒是最常见的。正常工作生活的普通接触是不会导致传染的，并且有乙肝疫苗来预防乙肝病毒。乙肝疫苗的保护期长达20年，目前没有推荐疫苗加强注射。

（3）丙型肝炎：丙肝病毒同样侵害人的肝脏，可以导致肝损伤、肝硬化、肝癌。丙肝病毒的生存能力也比较强，可以在血液和体液的表面生存数日。因工作中受伤而接触血液与体液导致丙肝病毒感染的情况日益增多，目前尚没有疫苗预防丙肝病毒感染。

（二）预防血源性病原体感染的风险管控原则

工程控制是防控血源性病原体的第一道防线，例如利用各种装置将病原体隔离或移除、使用"无针头装置"、使用生物有害因素标签等。

行政控制包括定期培训、相关的程序文件、接种乙肝疫苗、暴露后的监控等。

工作实践中的控制是指工作中注意安全，降低被暴露的可能性。例如勤洗手、注意个人卫生、使用个人防护用品、正确处置垃圾等。个人防护用品是最后一道防线，穿戴个人防护用品作为屏障，可以降低暴露于血源性病原体的可能性。个人防护用品包括手套、口罩、护目镜、面罩、围裙等。许多的血源性病原体导致的疾病很难被识别，需要使用"普遍适用的防范原则"作为预防策略来提醒全体员工。

无论来源如何，所有的血液和体液都应该被视为可疑的传染源。在处置血液和体液时，要将其作为潜在的传染源来对待，这样会更安全。勤洗手是简单且非常重要的预防传染的方法。在日常生活中，将化妆品、食品、饮料放在安全的地方，将隐形眼镜妥善保存，从而预防可能发生的污染。被血液和体液污染的物品一定要放置于专门的储槽，这种储槽是可关闭的、防漏的。医疗垃圾应由有资质的机构运输和处理。

（三）接触了血液和体液污染物的应对方法

（1）用肥皂和水彻底冲洗接触了污染物的身体部位。

（2）如果污染物可能溅入了眼睛，立即用洗眼器冲洗几分钟。

（3）立即向主管和医疗人员报告。

（4）咨询专业医务人员。

四、水卫生

（一）参考标准

海外偏远地区营地生活用水参考和执行以下标准：

《生活饮用水卫生标准》（GB 5749—2006）

《二次供水设施卫生规范》（GB 17051—1997）

《地表水环境质量标准》（GB 3838—2002）

《地下水质量标准》（GB/T 14848—2017）

《食品安全国家标准　包装饮用水》（GB 19298—2014）

《食品安全国家标准　包装饮用水生产卫生规范》（GB 19304—2018）

《公共场所卫生指标及限值要求》（GB 37488—2019）

《生活热水水质标准》（CJ/T 521—2018）

（二）水质要求

海外项目在选择水源水时应考虑的内容包括：（1）以地表水为水源的，水源水质应符合 GB 3838—2002 的规定；（2）以地下水为水源的，水源水质应符合 GB/T 14848—2017 的规定；（3）当水源水质不符合要求时，不宜作为供水水源。若限于条件需加以利用时，水源水质超标项目经水厂净化工艺后，应达到标准的要求。

在水源地的选择上，应考虑的内容包括：（1）海外营地新建水厂的水源选择，根据所在区域历年来的水质、水文地质、环境影响评价资料、取水点及附近地区的卫生状况和地方病等因素，从环保、水资源、技术等多方面进行综合评价；（2）选择水质良好、水量充沛、便于防护的水源。海外营地新建水厂时应对水源进行评估。水源地还应建立水源保护区，在保护区取水口及有条件的地方设置视频监控，水源保护区内不建设任何可能危害水源水质的设施和进行一切有碍水源水质的活动。当海外营地水源水质或供水设施发生重大污染事件时，应及时采取有效措施。当发生不明原因的水质突然恶化及水源性疾病暴发事件时，营地除立即采取应急措施外，还应立即报告营地相关单位健康主管部门，并视水源用户情况及时报当地卫生主管部门。

集中式供水的出厂水及龙头水水质应符合 GB 5749—2006 中常规项目的要求，出厂水和龙头水水质常规指标及限值、饮用水中消毒剂常规指标及要求参见 GB 3838—2002。

包装直饮水水质应符合 GB 5749—2006 中常规项目的要求，指标限值同出厂水和龙头水。

生活热水水质应符合 CJ/T 521—2018 的规定，生活热水水质常规指标及限值参见 GB 3838—2002，生活热水消毒剂余量及要求参见 GB 3838—2002。

泳池水水质应符合 GB 37488—2019 中人工游泳池水质卫生的要求，泳池水水质指标及限值参见 GB 3838—2002。

（三）日常运行管理及水质检测要求

水厂供、管水人员必须取得相关体检合格证，经卫生知识培训后方可工作，并且每年进行一次岗位知识培训。凡患有痢疾、伤寒、病毒性肝炎、活动性肺结核、化脓性或渗出性皮肤病及其他有碍饮用水卫生的疾病和病原携带者，不得直接从事供、管水工作。建立健全水厂供、管水人员管理、设备管理、质量管理和安全管理制度。有条件的水厂安装在线水质监测设备设施或配备便携式水质监测仪器，以便日常水质监测，并制订各类别水的水质检测项目及频率要求，指标参见 GB 3838—2002。

（四）供水卫生安全评估

偏远地区营地每年进行两次供水卫生安全评估，枯水期一次，丰水季一次。项目公司自行组织，或者委托其他机构进行。项目公司相关健康主管部门为供水卫生安全评估的技术指导机构。

要求偏远地区营地设置采样点要有代表性，至少分布在水源取水口、水厂出水口和直饮水出水口、泳池水入口、热水供水口。依照 GB 3838—2002、GB/T 14848—2017 及 GB 5749—2006 中的规定，水质状况的检测指标不少于 20 项，可自检也可委托有条件的实验室进行检测，检测指标参见 GB 3838—2002。评估取水点防护措施及周边可能存在的污染源情况。位于偏远地区的营地需要制订相关水质检测方法、采样容器和水样的保存方法，具体可参见 GB 3838—2002。

评估报告包含但不限于以下内容：水源污染风险情况、消毒剂余量指标（余氯、二氧化氯或臭氧）的检测情况和日常记录、供水消毒的可靠性、是否存在其他卫生安全隐患及改进建议等。

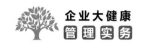

第三节　海外差旅或国际派遣员工风险管控

国际差旅和与工作相关的出行日益增多。所有海外差旅人员都有可能在进行海外任务期间遇到一些困难。企业需要制定有效和有针对性的预防政策，以确保所有员工在进行国外任务时都能安全并且在最佳的工作状态下进行，保障外派员工的健康是企业的责任。在海外期间，特别是长期的项目，外派员工可能会遭遇一些困难。保障健康及预防事件、事故和疾病的发生，对员工和企业都有利，特别是因为海外员工医疗费用通常非常高昂，将关键员工及其家属送返回国的代价非常高，另外还包含停工、误工所带来的损失。

将人员派到海外的企业，必须具备清晰的差旅人员管理政策和策略，旨在减少风险和保障员工健康。内容必须包括定义清晰的人员适岗条件、帮助差旅人员做好行前准备和充分告知其项目的风险状态、落实预防性的措施（例如疫苗接种的管理）及任务期间具体预防措施的实行，例如疟疾预防用药、病媒防护、饮水和食品安全、安全性行为、安全驾驶、系安全带和压力管理等。驻外员工面临的挑战及相应的健康促进措施见表2-2。

表2-2　驻外员工面临的挑战及相应的健康促进措施

驻外员工面临的挑战	健康促进措施
（1）隔绝与孤独； （2）跨文化隔阂和沟通障碍； （3）恶劣的生活条件和环境； （4）通信和交通不顺畅； （5）缺乏适当或专业的心理咨询服务支持； （6）缺少家庭和人际社交圈的支持（亲友不在身边）； （7）身处当地贫困的环境和目睹苦难的生活； （8）暴露在暴力、不安全和死亡的风险之下； （9）传染病威胁； （10）长期持续投入在专业活动中； （11）责任重大且必须严格自律地生活； （12）缺乏隐私； （13）缺少休息与社交的机会； （14）获得适当的医疗服务较为困难	（1）为保障驻外员工的健康制订明确的政策； （2）充分告知员工相关风险并培训缓解方法； （3）改善获取正确信息的方式； （4）为员工提供清晰、简单和有效的指导； （5）提供行前医疗评估、注射疫苗和心理咨询； （6）宣传便捷的健康预防措施，例如疟疾预防药品、避孕套、安全带、头盔； （7）让员工便于取得常见疾病的药品和医疗设备； （8）为人员提供日常医疗、专科转诊和获得医疗建议的服务； （9）确保保险提供足够保障，包含医疗转运的服务； （10）加强健康预防措施，不断重复地提醒流行病监控，定期数据采集

企业在管理海外人员时，应该以系统的方式与差旅人员保持频繁密切的联系，并且通过便捷的渠道来提示和帮助人员解决工作上和个人方面的问题。面对紧急事故或危及生命的事件时，应该建立一个快速取得医疗服务和紧急响应的流程，并且充分告知驻外的人员。确保信息实时更新、追踪和建立监控的体系，将有助于设立一个针对员工需求的有效健康促进项目。

本节旨在为企业机构提供一个实用的框架，为派遣人员在出行前、出行期间和出行后能采取哪些合理措施提供建议，并在国际派遣的职业安全、健康和安保事宜上持续取得重大进展。

一、海外员工风险管理与技能和培训

（一）海外员工风险管理要求

（1）定期进行威胁和危险的辨识及风险评估。

（2）事先架构好应对流程，以防止意外事故的发生，并对可能由工作活动、差旅出行和派遣引起的安全、健康和安保问题加以控制和管理。

（3）为员工提供足够的培训，确保他们具备足够的能力能够以安全和健康的方式来执行任务，并可以解决差旅出行和派遣的相关风险问题。

（4）每日与员工沟通交流差旅出行和派遣相关的安全、健康和安保事宜。

（5）在出行人员往返于目的地的途中和执行任务期间，提供24h全天候的安保支持。

（6）如发生意外事故，应启动应急程序。

（7）为因工作出行或派遣的员工及其陪同家属提供医疗评估及健康保障服务，并制订医疗紧急援助预案（包括24h全天候医疗支持联系）。

（8）确保所有的意外事故都按照既定的汇报模式上报，包括差旅出行或派遣时发生的医疗事件。

（二）技能和培训

相关技能和培训项目应针对具体风险，由具备专职能力的人员执行，有适当的复习培训，包括：意外事故的防范，如遇意外事故，应与谁联络并遵守哪些应急程序，意外事故后的汇报要求。企业还应为出行者提供一个评估、考核、认证的机制，以确保培训者具备出行和派遣期间的安全、健康及安保方面的必要能力。

二、健康预防计划

（一）健康检查

企业应组织员工按照法律法规的相关要求进行健康检查，分为入职、在岗、转岗、离岗四类。健康检查是监测传染病的重要手段，用于确定企业所有员工的健康状况。通过健康检查，及时发现和诊断所有传染病，及时采取预防、治疗和控制措施，确保员工的健康和正常工作。

1.健康检查对象

（1）企业出国员工。

（2）企业招聘的当地员工。

（3）企业招聘的外籍员工。

（4）其他需要进行传染病健康检查的人员。

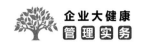

2. 健康检查项目

传染病健康检查旨在发现传染病患者和病原携带者，检查项目主要包括：员工个人病史和生活习惯、全面体检、血样、粪便和尿样分析、X光和心电图及疫苗接种情况。此外，从事餐饮服务的员工还须检查肠道致病菌和肝炎相关指标。卫生检查的详细内容应参照资源国和当地对传染病健康检查项目的要求。

（二）健康评估

企业可以为员工提供健康评估，帮助预计前往欠发达国家的差旅人员做好行前准备。为差旅人员提供行前健康评估时，医疗人员需参考人员当前的健康状况，包括可能影响差旅的基础疾病、病史、服药的记录、对药物或环境的过敏史、与年龄相关的问题及是否有身孕等。应该被检测出来的重大疾病，包含免疫力缺乏、出血性疾病、癫痫、糖尿病、心血管疾病和其他在心理或精神方面相关的症状。此外，还必须了解人员在接种疫苗和服用药品方面有没有相关的禁忌等。

（三）疫苗接种

协助差旅人员做好行前准备，是预防风险的关键因素之一。出入境人员均须在卫生检疫机构接受健康检查和预防接种，并根据《中华人民共和国国境卫生检疫法》和适用的资源国及当地法律法规收集国际旅行人员健康检查证书和预防接种国际证书。

预防接种项目包括：黄热病疫苗、霍乱疫苗、吸附破伤风疫苗、吸附白喉破伤风联合疫苗（成人用）、乙型肝炎疫苗、狂犬病疫苗、人血丙种球蛋白、流行性乙型脑炎疫苗、流行性脑脊髓膜炎疫苗、伤寒和甲型副伤寒和乙型副伤寒三联疫苗（表2-3）。

表2-3 适合出境人员的疫苗

疫苗类型	接种建议	适合人群
黄热病疫苗	国家强制接种疫苗	所有前往非洲、南美洲、中东和其他黄热病流行地区的旅客
白喉/破伤风联合疫苗	建议接种疫苗	所有出境成人
伤寒疫苗	建议接种疫苗	所有前往东南亚、非洲等伤寒疫区的旅客
流行性脑脊髓膜炎疫苗	建议接种疫苗	所有前往非洲、中东及其他脑脊髓膜炎流行地区的旅客
甲型肝炎疫苗	建议接种疫苗	未患过甲型肝炎的海外旅客
霍乱疫苗	建议接种疫苗	海员
风疹疫苗	建议接种疫苗	出国留学的学生
麻疹、腮腺炎、风疹疫苗	建议接种疫苗	去欧洲、美国和其他国家学习的学生
乙型肝炎疫苗	建议接种疫苗	适合所有人

黄热病是一种发生在非洲和南美洲的地方性流行病。前往非洲、南美洲疫区的人员，应当在出境前十天接受黄热病疫苗接种。全球各国对黄热病接种的入境的具体要求，可参考世界卫生组织在《旅行与卫生》中发布的国家列表清单。中方人员可以通过保健中心了解情况。霍乱疫苗接种证书，在下列国家的检查范围之内（表2-4），供接种疫苗参考。

表 2-4 曾有霍乱流行的国家

非洲	安哥拉、贝宁、布基纳法索、布隆迪、喀麦隆、佛得角、中非共和国、乍得、科摩罗、刚果、科特迪瓦、刚果民主共和国、吉布提、加纳、几内亚、几内亚比绍、肯尼亚、利比里亚、马拉维、马达加斯加、马里、毛里塔尼亚、莫桑比克、尼日尔、尼日利亚、卢旺达、圣多美和普林西比、塞内加尔、塞拉利昂、索马里、斯威士兰、多哥、乌干达、坦桑尼亚、赞比亚、津巴布韦
美洲	玻利维亚、巴西、哥伦比亚、哥斯达黎加、厄瓜多尔、萨尔瓦多、法属圭亚那、危地马拉、圭亚那、洪都拉斯、墨西哥、尼加拉瓜、巴拿马、秘鲁、苏里南、委内瑞拉
亚洲	阿富汗、不丹、文莱、柬埔寨、印度、伊朗、伊拉克、老挝、马来西亚、蒙古、缅甸、尼泊尔、菲律宾、斯里兰卡、越南

第四节 公共卫生突发应急预案

公共卫生突发事件是指企业所在国家或地区，已经发生或者可能发生的、对公众健康造成或者可能造成重大损失的传染病疫情和群体性不明原因疾病、重大食物中毒和职业中毒，以及其他危害公共健康的突发公共事件。

一、公共卫生突发事件分类分级

根据公共卫生突发事件性质、危害程度、涉及范围，公共卫生突发事件划分为特别重大（Ⅰ级）、重大（Ⅱ级）、较大（Ⅲ级）和一般（Ⅳ级）四级。按照以下标准进行分级：

（1）凡符合下列情形之一的，为Ⅰ级公共卫生突发事件。

① 企业员工或家属发生埃博拉出血热、马尔堡出血热、传染性非典型肺炎、中东呼吸综合征、新型冠状病毒肺炎、人感染高致病性禽流感、肺鼠疫、肺炭疽感染病例。

② 海外项目所在省（州）级行政区域内或距离海外项目不足50km的区域内（含其他省/州，下同），一周内发生10例以上（含10例，下同）埃博拉出血热、马尔堡出血热、传染性非典型肺炎、中东呼吸综合征、新型冠状病毒肺炎、人感染高致病性禽流感、肺鼠疫、肺炭疽感染病例。

③ 企业员工或家属发生腺鼠疫、霍乱、黄热病、拉沙热、西尼罗热、克里米亚—刚果出血热感染病例。

④ 海外项目所在省（州）级行政区域内或距离海外项目不足 50km 的区域内，一周内发生 30 例以上腺鼠疫、霍乱、黄热病、拉沙热、西尼罗热、克里米亚—刚果出血热感染病例。

⑤ 海外项目中方员工或中方员工家属发生疟疾、登革热、流行性脑脊髓膜炎、细菌性和阿米巴性痢疾、伤寒和副伤寒、麻疹、黑热病及其他传染病感染，一月内出现 20 例以上病例，或出现 1 例以上死亡病例。

⑥ 海外项目发生群体性不明原因疾病。

⑦ 发生重大医源性感染事件，海外项目员工受到感染。

⑧ 预防接种或群体预防性服药出现员工死亡。

⑨ 海外项目一次发生食物中毒 30 人以上，或出现 1 例以上死亡病例。

⑩ 海外项目一次发生急性职业中毒 30 人以上，或出现 1 例以上死亡病例。

⑪ 隐匿运输、邮寄烈性生物病原体、生物毒素造成海外项目员工感染或死亡。

⑫ 世界卫生组织认定的国际关注公共卫生紧急事件，相关疫情波及海外项目。

⑬ 海外项目所在国政府卫生行政部门认定的其他重大公共卫生突发事件。

⑭ 海外项目发生中方员工因疾病原因导致死亡的病例。

（2）凡符合下列情形之一的，为 Ⅱ 级公共卫生突发事件。

① 海外项目所在省（州）级行政区域内或距离海外项目不足 50km 的区域内，一周内发生 3～9 例埃博拉出血热、马尔堡出血热、传染性非典型肺炎、中东呼吸综合征、新型冠状病毒肺炎、人感染高致病性禽流感、肺鼠疫、肺炭疽感染病例。

② 海外项目所在国内，一周内发生 10 例以上埃博拉出血热、马尔堡出血热、传染性非典型肺炎、中东呼吸综合征、新型冠状病毒肺炎、人感染高致病性禽流感、肺鼠疫、肺炭疽感染病例。

③ 海外项目所在省（州）级行政区域内或距离海外项目不足 50km 的区域内，一周内发生 10～29 例腺鼠疫、霍乱、黄热病、拉沙热、西尼罗热、克里米亚—刚果出血热感染病例。

④ 海外项目所在国内，一周内发生 30 例以上腺鼠疫、霍乱、黄热病、拉沙热、西尼罗热、克里米亚—刚果出血热感染病例。

⑤ 海外项目中方员工或中方员工家属发生疟疾、登革热、流行性脑脊髓膜炎、细菌性和阿米巴性痢疾、伤寒和副伤寒、麻疹、黑热病及其他传染病感染，一月内出现 10～19 例病例，未出现死亡病例。

⑥ 海外项目所在省（州）级行政区域内或距离海外项目不足 50km 的区域内，发生群体性不明原因疾病。

⑦ 预防接种或群体预防性服药出现群体性反应或不良反应。

⑧ 海外项目一次发生食物中毒 10～29 人，未出现死亡病例。

⑨ 海外项目一次发生急性职业中毒 10～29 人，未出现死亡病例。

⑩ 海外项目发生中方员工重大疾病病例，需要包机医疗转运。

⑪ 海外项目所在国政府卫生行政部门认定的其他一般公共卫生突发事件。

（3）凡符合下列情形之一的，为Ⅲ级公共卫生突发事件。

① 海外项目所在国内，一周内发生 3～9 例埃博拉出血热、马尔堡出血热、传染性非典型肺炎、中东呼吸综合征、新型冠状病毒肺炎、人感染高致病性禽流感、肺鼠疫、肺炭疽感染病例。

② 海外项目所在国邻国内，一周内发生 10 例以上埃博拉出血热、马尔堡出血热、传染性非典型肺炎、中东呼吸综合征、新型冠状病毒肺炎、人感染高致病性禽流感、肺鼠疫、肺炭疽感染病例。

③ 海外项目所在省（州）级行政区域内或距离海外项目不足 50km 的区域内，一周内发生 3～9 例腺鼠疫、霍乱、黄热病、拉沙热、西尼罗热、克里米亚—刚果出血热感染病例。

④ 海外项目所在国内，一周内发生 10～29 例腺鼠疫、霍乱、黄热病、拉沙热、西尼罗热、克里米亚—刚果出血热感染病例。

⑤ 海外项目中方员工或中方员工家属发生疟疾、登革热、流行性脑脊髓膜炎、细菌性和阿米巴性痢疾、伤寒和副伤寒、麻疹、黑热病及其他传染病感染，一月内出现 3～9 例病例，未出现死亡病例。

⑥ 海外项目一次发生食物中毒 3～9 人，未出现死亡病例。

⑦ 海外项目一次发生急性职业中毒 3～9 人，未出现死亡病例。

⑧ 海外项目发生中方员工较严重疾病病例，需要商务舱转诊。

⑨ 需要项目企业协调其资源处置的事件。

（4）凡符合下列情形之一的，为Ⅳ级公共卫生突发事件。

① 海外项目所在国内，一周内发生 1～2 例埃博拉出血热、马尔堡出血热、传染性非典型肺炎、中东呼吸综合征、新型冠状病毒肺炎、人感染高致病性禽流感、肺鼠疫、肺炭疽感染病例。

② 海外项目所在国邻国内，一周内，发生 3～9 例埃博拉出血热、马尔堡出血热、传染性非典型肺炎、中东呼吸综合征、新型冠状病毒肺炎、人感染高致病性禽流感、肺鼠疫、肺炭疽感染病例。

③ 海外项目所在国内，一周内发生 3～9 例腺鼠疫、霍乱、黄热病、拉沙热、西尼罗热、克里米亚—刚果出血热感染病例。

④ 海外项目所在省（州）级行政区域内或距离海外项目不足 50km 的区域内，一周内发生 1～2 例腺鼠疫、霍乱、黄热病、拉沙热、西尼罗热、克里米亚—刚果出血热感染病例。

⑤ 海外项目中方员工或中方员工家属发生疟疾（疑似疟疾）、登革热、流行性脑脊髓膜炎、细菌性和阿米巴性痢疾、伤寒和副伤寒、麻疹、黑热病及其他传染病感染。

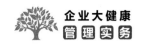

⑥海外项目一次发生食物中毒1～2人，未出现死亡病例。

⑦海外项目一次发生急性职业中毒1～2人，未出现死亡病例。

⑧海外项目发生中方员工一般疾病病例，未来48h内可能需要航空转运。

二、预警

（一）信息收集、抓取、填报、处理、发布

信息的来源通常包括官方疾控机构发布的传染病疫情信息、媒体发布的传染病疫情信息、海外项目上报的信息等。海外企业、海外项目通过各种渠道收集、获取、记录、整理海外项目所在地公共卫生事件的相关信息。

通过HSE信息系统海外子系统自动抓取媒体网站、北京海关和海外项目组上报的信息获取传染病疫情，信息通过平台筛选、确认、评估、发布，从而实现传染病疫情信息早知道、早预防、早处理的效果。

（二）预警分级

综合考虑危害程度和波及范围，将预警分为四个级别，并依次采用红色、橙色、黄色和蓝色来加以表示。预警一旦发出，涉及的海外项目必须进行应急准备或启动相应级别的应急响应。

（1）红色预警：极高风险。预计要发生Ⅰ级公共卫生突发事件，事件会随时发生，事态正在不断蔓延。

（2）橙色预警：高风险。预计要发生Ⅱ级及以上公共卫生突发事件，事件即将发生，事态正在逐步扩大。

（3）黄色预警：一般风险。预计要发生Ⅲ级及以上公共卫生突发事件，事件已经临近，事态有扩大的趋势。

（4）蓝色预警：低风险。预计要发生Ⅳ级及以上公共卫生突发事件，事件即将临近，事态可能会扩大。

预警启动条件为：当发生或可能发生Ⅲ级公共卫生突发事件时，企业启动黄色预警。

（三）预警行动

应急领导小组办公室对收集到的公共卫生突发事件信息进行分析，确定是否发出黄色预警，密切跟踪事态发展情况，并根据事态发展情况，督导企业所属各单位做好突发事件的防范控制工作。各单位可根据实际情况可以采用以下措施。

1.报告

传染病疫情、员工疾病每天上报一次。

传染病疫情威胁到其他员工时，启动健康零报告。

2. 监测

实施体温监测，包括个人体温监测、出入口红外体温监测。

3. 出行限制

禁止进入疫区。

禁止外出。

做好防护工作。

4. 隔离

中方、外方人员相对隔离。

发现疑似传染病病人，启动应急隔离房间，与其接触的人做好防护。

5. 消杀

蚊虫密度监测、消杀。

发放清洁消毒用品。

6. 调查

流行病学调查。

（四）预警解除

公共卫生突发事件危险消除，经评估确认不再构成威胁，企业应急领导小组办公室下达解除黄色预警指令。

三、应急响应

（一）信息报告

所有突发事件均必须上报。当企业发生Ⅲ级及以上级别公共卫生突发事件时，应立即组织报告，报告分为初报和续报。

（1）初报：为充分体现应急时效性，事发单位应在事发 0.5h 之内向企业应急值班室进行口头汇报，在事发 1h 之内书面报告至企业应急值班室。

（2）续报：事件发生后，4h 之内应续报。主要包括事件发生原因，应急处置进展情况及已采取的应急措施，相关方、当地应急救援机构及政府参加救援信息等情况。

事发单位现场应急指挥部应指定有关部门或人员负责与应急领导小组办公室和企业应急值班室联络，保证信息报告和指令传达的畅通。

（二）响应程序

1. 应急响应启动条件

符合以下条件之一时，启动应急响应程序：

（1）企业发生Ⅱ级及以上公共卫生突发事件。

（2）企业所属单位发生Ⅲ级公共卫生突发事件，事发单位要求增援。

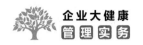

2. 启动应急机构的步骤

（1）事发单位发生Ⅱ级及以上公共卫生突发事件时，应按照相应的应急预案，采取有效的处置措施控制事态发展，同时向上级主管部门总值班室（应急协调办公室）、企业应急值班室、应急领导小组办公室报告。

（2）应急领导小组组长决定启动应急响应，并签发、下达启动命令。

（3）启动命令下达后，由应急领导小组办公室筹备并召开首次应急会议；应急领导小组办公室协调企业相关部门做好召开首次应急会议准备。

3. 应急专家联系协调程序

（1）应急响应启动后，由应急领导小组协调确定专家人选，企业各业务部门联系有关应急专家到位。

（2）应急领导小组向专家介绍突发事件的有关信息，听取专家建议。

4. 现场处置

事发单位现场应急指挥部制订现场应急处置措施，对突发事件进行先期处置。现场处置措施应根据风险评估及控制措施逐一制订，并通过应急演练，做到迅速反应、正确处置。

5. 信息发布和告知

新闻媒体沟通、信息发布：发生Ⅲ级及以上突发事件后，企业及时编写事件报告或新闻稿，由应急领导小组组长审核，统一对外发布，未经授权任何人不得擅自对外发布信息和接受媒体采访。

内部员工信息告知：在应急领导小组的指导下，可通过内部网站、电子邮件等形式迅速对内部员工告知突发事件情况，及时进行正面引导。注意收集员工对事件的反应、意见及建议。员工不得对外披露或内部传播与企业告知不相符的内容。

（三）善后处理及恢复重建

公共卫生突发事件得到有效控制，次生、衍生事故隐患已经消除后，事发单位应开展善后处理工作，主要包括但不限于：

（1）根据现场和周边环境污染监测情况，对污染物进行处理。

（2）对受伤人员积极安排救治，抚恤死者家属。

（3）接受所在国政府有关部门和企业内部事件调查组调查。

（4）应急响应结束后，组织损失评估。

恢复与重建工作包括但不限于：

（1）经所在国政府主管部门同意后，符合条件的，尽快恢复生产和经营。

（2）根据损失评估情况，编制恢复和重建计划。

（3）做好突发事件应急处置过程中各种应急物资消耗情况统计和分析工作，并结合应急处置工作，进一步完善应急物资储备。

（4）向企业应急领导小组、应急领导小组办公室报告恢复与重建工作进展和结果。

职场员工健康素养

健康素养是指个人获取和理解健康信息，并运用这些信息维护和促进自身健康的能力。世界卫生组织研究表明：健康素养与人群健康水平、预期寿命密切相关，提高公众健康素养可显著改变慢性病患者健康结局。我国借鉴国际上健康素养研究成果，将"健康素养评价"指标纳入国家卫生事业发展规划之中，作为综合反映国家卫生事业发展的评价指标。2022年，我国"十四五"国民健康规划公布，既往年重大疾病防治成效显著，居民健康素养水平从10.25%提高到23.15%，规划预期到2025年，人均预期寿命在2020年基础上继续提高1岁，健康素养水平也将提升至25%。提升健康素养是提高全民健康水平最根本、最经济、最有效的措施之一。

第一节　提升职场员工健康素养

健康素养是健康的重要决定性因素，目前慢性病威胁与亚健康状态流行，提升职场员工的健康素养是企业员工开展和参与健康干预项目的阶段性目标，同时也是健康干预能持续产生作用、最终达成目标的基本保证。

一、健康战略成为企业的核心战略组成

党的十八大以来，以习近平同志为核心的党中央把维护人民健康摆在更加突出的位置，把人民健康放在优先发展的战略地位。习近平总书记指出："没有全民健康，就没有全面小康""经济要发展，健康要上去，人民的获得感、幸福感、安全感都离不开健康"，他还强调："现代化最重要的指标还是人民健康，这是人民幸福生活的基础。把这件事抓牢，人民至上、生命至上应该是全党全社会必须牢牢树立的一个理念"。习近平同志指出全民健康是建设健康中国的根本目的，要立足全人群和全生命周期两个着力点，提供公平可及、系统连续的健康服务，实现更高水平的全民健康。健康素养正是这些战略和规划的基石和支柱。

我国企业数量庞大，员工众多，涉及矿山、电力、化工、冶金、有色、建材、建筑、交通运输等行业领域，创建健康企业是建设健康中国的重要组成。随着我国经济由高速

增长转向高质量发展，面临工业化城镇化带来的问题、人口老龄化加速、疾病谱变化、健康方面投入不足、生态环境治理、健康生活方式需求等的挑战，出现了新的健康和职业健康问题。劳动者的健康面临多重疾病威胁并存、多种影响因素交织的复杂情况。《关于推进健康企业建设的通知》要求把健康企业建设纳入健康城市健康村镇建设，不断完善健康企业创建工作，形成全国健康企业建设广泛开展的良好局面。

2016 年发布的《"健康中国 2030"规划纲要》明确指出，健康是促进人的全面发展的必然要求，是经济社会发展的基础条件，是民族昌盛和国家富强的重要标志，也是广大人民群众的共同追求。《"健康中国 2030"规划纲要》对当前和今后一个时期更好保障人民健康做出了制度性安排。其中，对提升全民健康素养，塑造自助自律的健康行为提出了新的要求。

越来越多的企业把健康战略纳入企业核心战略规划，增加健康管理预算，将健康管理纳入员工福利，通过健康教育、健康干预，提升健康意识，促成健康行为，继而消除这些风险因素，以期降低慢性病的发生率。

二、落实个人是健康第一责任人

每个人都是自己健康的第一责任人，健康紧密联系着我们的幸福。《尚书·洪范》中提出"向用五福，威用六极"，其中健康安宁就是"五福"之一，这也是我国现存最早的关于幸福观的论述。健康是生命之基，是人生幸福的源泉。幸福或许有很多的衡量标准，而健康永远被列在第一位。拥有健康身心的人，更容易保持乐观。只有拥有充沛的生命力，才可以渡过各种难关，迎接一个又一个的挑战。拥有了健康，就可以去创造一切、拥有一切，也只有健康，才是人生最为宝贵的财富。健康是家庭幸福之源。现代生活节奏快、压力大，需要将健康列为家庭的一个重点来维护，每一名员工都是家庭的顶梁柱，员工的健康是家庭幸福的基础。对于所有幸福美满的家庭来说，它们都拥有共同的财富，那就是健康。健康是每个家庭幸福的源泉！健康是事业成功的保障。健康助力个体实现自我发展，也是企业对于员工的基本要求。本固枝荣，根深叶茂。要成就一番事业，就必须有健康作支撑。因为，只有拥有了健康，才能有足够的精力去开创成功的事业。身体健康与心理健康两者是相辅相成、互相影响的，且又制约着人际关系和谐程度，尤其是信心和勇气两种心理状态，直接关系到事业的成败。个人作为健康的主体，需要学习健康知识、增强健康意识、践行健康行为，提高健康素养，让健康常伴、生命有意义、人生有价值。

三、员工健康素养的养成

国家高度重视公民健康素养工作，为普及健康生活方式和行为应具备的基本知识和技能，早在 2008 年，中华人民共和国卫生部就印发了《中国公民健康素养——基本知识与技能（试行）》（简称《健康素养66条》），这是世界上第一份界定公民健康素养的政府文件，提出了公民应该具备的66条基本健康知识和健康技能，其中包含基本知识理念25条，健康生活方式与行为34条和基本技能7条。以健康素养概念为内涵指导，根据知信行（KABP）理论，构建中国健康素养评价体系，其中包括3个一级维度，6个二级维度和20个三级维度（图3-1）。2012年，国家在健康素养评价指标体系和标准化研究上，研制了相应的健康素养监测调查问卷。2015年底，对2008年版本进行了修订，颁布《中国公民健康素养——基本知识与技能》。

一级指标	二级指标	三级指标
1 基本知识和理念	1 基本理念	1 对健康的理解
		2 健康相关态度
		3 生理卫生常识
	2 基本知识	4 传染病相关知识
		5 慢性病相关知识
		6 保健与康复
		7 安全与急救
		8 法规政策
		9 环境与职业
2 健康生活方式与行为	3 生活方式与习惯	10 营养与膳食
		11 运动
		12 成瘾行为
		13 心理调节
		14 个人卫生习惯
	4 卫生服务利用	15 利用基本公共卫生服务的能力
		16 就医行为（寻医、遵医）
3 基本技能	5 认知技能	17 获取信息能力
		18 理解沟通能力
	6 操作技能	19 自我保健技能
		20 应急技能

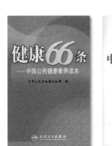
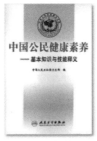

《健康66条——中国公民　《中国公民健康素养读本——
健康素养读本》　基本知识与技能释义》

图3-1　健康素养相关内容

四、构建企业职工健康素养指标

在中国国民健康素养的基础上，企业还应当根据自身员工健康状况和企业面临的职业健康风险，有针对性地建立本企业员工健康素养指标。

（一）基本知识和理念

基本知识和理念包括但不限于以下内容：

（1）关注血压、血糖变化，控制高血压危险因素，高血压患者要学会疾病自我管理。

（2）脑血管瘤不是肿瘤，是脑出血的高危因素，一旦破裂出血致死率极高。

（3）冠脉CT筛查能早期发现心血管狭窄。

（4）健康监测是年度体检的补充，能够早期发现病症前兆，及时采取措施。

（5）积极参加癌症筛查，及早发现癌症和癌前病变。

（6）颈动脉彩超是全身动脉硬化的窗口，早发现早干预，可逆转板块形成。

（7）他汀类药物不但有降血脂作用，也能降低脑卒中风险。

（8）对于昏迷的病人，先将病人平卧，头侧向一边，防止呕吐物引起的窒息等技术措施。

（9）预防骨质疏松，注意补钙，晒太阳、户外运动、负重练习。

（10）预防跌倒，预防老年期痴呆。

（11）注意口腔卫生，定期洁牙，及时修复牙齿或种植牙。

（12）保护听力，避免噪声刺激。

（13）每个人都可能出现抑郁和焦虑情绪，正确认识抑郁症和焦虑症。

（二）健康生活方式与行为

健康生活方式与行为包括但不限于以下内容：

（1）合理膳食、适量运动、戒烟限酒、心理平衡四个方面。

（2）保持正常体重（BMI18～24）。

（3）劳逸结合，每天保证 7～8h 睡眠。

（4）遇到心理问题时应主动寻求帮助。

（5）病人角色行为，理性对待诊疗结果。

（6）理解企业健康工作政策、遵守企业管理制度。

（7）积极参加健康知识讲座、健康培训。

（8）避免运动伤害。高血压、糖尿病、冠心病患者需要采取循序渐进的方式来增加活动量。饮酒后、生病或不舒服应停止运动，饥饿或饭后 1h 内不宜运动，减少做弯腰、低头动作，不要用力摒气。

（三）基本技能

基本技能包括但不限于以下内容：

（1）关注健康信息，能够获取、理解、甄别、应用健康信息。

（2）发生创伤出血量较多时，应立即止血、包扎。

（3）遇到呼吸、心跳骤停的伤病员，会胸外心脏按压、打开气道、心电除颤、复苏体位。

（4）掌握血压计、血糖仪、简易心电监测仪的使用。

（5）掌握因地制宜的健身方法，不造成运动损伤。

（6）运动过程中出现局部挫伤的早期处理措施是冷敷、加压包扎和停止活动。

（7）对怀疑骨折情况不轻易搬动，四肢骨折首先固定骨折上端，防止移位。

（8）疟疾高发地区的员工会用疟疾快速检测试剂盒。

（9）疫情期间掌握个人防护措施，会使用快速检测试剂盒。

五、提升员工健康素养组织工作

关心员工健康，要与组织建设、队伍建设、制度建设有机融合，成为为员工办实事的生动体现。一是关心员工思想，思想融合促进人本安全，及时掌握员工思想动态，帮助解决急、难、愁、盼问题，充分发挥思想政治工作优势，树立企业关心员工健康的文化氛围；二是关心员工身体健康，营造健康氛围，转变员工观念，加强员工自我健康促进，提高员工个人是健康第一责任人的意识；三是提高员工健康素养，专业指导、慢性病管理、推动行为改变而促进健康；四是兼顾健康预警和健康改善，建立健康监测和应急响应机制，提高救治转诊能力，驱动健康管理，降低风险。

一个人的健康素养不是与生俱来的，而是需要涵养培育的。提升健康素养需要掌握维护健康的基本知识。掌握基本的慢性病防治、传染病防治、科学就医、合理用药及精神卫生等医学知识，不仅能提高个体自觉预防疾病的能力，实现个体健康维护由被动到主动的转变，而且能够了解医学在健康维护中的局限性，了解到个人行为、生活方式和社会适应等才是健康更关键的决定因素。了解基本的急救知识和技能，能够在有人突发急病而医生到来之前进行现场施救，及时挽救他人的生命。提升健康素养，把关注和获取健康信息作为日常生活中的习惯，并能正确理解、甄别和应用健康信息，有助于增进保健技能。

企业在组织员工健康素养促进工作中，应对员工进行分级、分类、分病管理，对全员、体检异常员工及患有慢性病员工采取不同的健康管理措施。

针对全员，以提高健康素养为主要目标，形成全员健康、科学的健康素养，培育形成科学的、全员关注健康的文化氛围。采取的措施包括针对提高健康素养知识讲座、广泛宣传健康素养内容。

对于存在健康指标异常（对应的体检指标包括高血压、高血糖、高血脂、超重、高尿酸）人员，通过普及健康知识，提高自我健康管理知识、健康管理水平，养成健康生活方式，做到员工可以科学地进行自我指标监测，进行指标趋势跟踪，专业医生指导药物调整。对于其他专项问题，包括睡眠障碍、眩晕、骨质疏松等进行个性化指导。对于可能患脑卒中、心梗、急性胰腺炎风险进行风险管控，采取"一对多"或"多对一"的方式进行视频指导。

对于患有慢性病员工，进行慢性病建档，定期进行用药效果评估，改进健康状况，出现异常情况早发现。

另外，也需要促进现场健康管理水平提高，进行专业指导，提高应急和慢性病管理水平，在紧急情况下协助分析检验结果，指导医疗救治，提高救治水平，减少亡人事件。通过健康知识培训，提高健康管理员的健康管理水平，进而提高全员健康意识，促进形成健康文化。

六、专家队伍和健康指导方式

促进员工健康素养提升工作，离不开专家队伍制订健康指导计划、提供医疗资源、编制健康指导材料。对接相关科室专家、人员时间，搜集病历资料，整理影像片子，整理员工慢性病指导方案，向员工解答慢性病指导方案及提供建档管理服务。组织慢性病管理相关的心血管内科、神经内科、内分泌科、消化内科、呼吸科、肾内科、血液科、

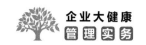

感染科、神经外科、骨科、外科、泌尿外科、眼科、口腔科、皮肤科、妇科、耳鼻喉科、康复科等专家，按照集中、分病种普及基本健康知识，采用"一对多讲解""一对一分析"等方式，为员工讲解慢性病的预防措施，解读分析检查报告和影像资料，提供治疗建议，调整用药方案，指导健康监测，跟踪健康改进和预约就诊等方面的帮助。完善慢性病管理，分析病情，评估健康风险，指导健康干预措施的落实。建立规范的健康评估、健康监测、健康预警等常态工作流程。依托项目健康监测设备，对员工进行阶段性健康评估，根据评估结果实行分类分级健康监测管理。建立危急值管理机制，对评估结果高风险员工采取相对较强的健康干预或管控措施，降低疾病意外或非生产亡人情况发生。

第二节 加强健康教育和健康促进

健康教育和健康促进是提高公民素质的重要手段，也是健康干预的重要环节。健康教育和健康促进的最终目的是预防慢性病发生，其最终的绩效指标需要一定时间才能显现，需要持续跟踪。对于影响健康的因素，通过健康干预都能产生良好的作用和影响。健康教育的价值不能以一般的标准来衡量，也不是都能在某一时期内就能全面衡量出其作用，适当地应用健康知识或许可以立竿见影地挽救一个人的生命，但更多的是在几十年后才能看到它的效果。

2016年，《"健康中国2030"规划纲要》对提升全民健康素养，塑造自助自律的健康行为提出了新的要求，推动从"以治病为中心"转变为"以人民健康为中心"。

2019年7月，《健康中国行动（2020—2030）》出台，提出开展控烟、癌症防治、心脑血管疾病防治、心理健康促进等115个专项大行动。健康中国行动正稳步推进，健康知识普及行动作为其中首要的任务，主要目的便是期望普通大众更加主动地去获取知识，在企业一级协调一致地注重教育、培训和能力建设，将确保更广泛地使用非医生护理，包括HSE健康管理员。这对于大幅改善疾病的预防和管理至关重要。

2020年6月，《中华人民共和国基本医疗卫生与健康促进法》正式实施，规定了"国家建立健康教育制度，保障公民获得健康教育的权利，提高公民的健康素养"。其中明确界定了企业在员工健康教育和健康促进方面的责任，推动了企业健康策略的制订。

一、健康的影响因素

世界卫生组织（WHO）对健康的定义是个人身心健康和社会和谐融合的完美状态，并非仅仅是没有疾病或不虚弱。随着对健康的理解和对疾病危险因素的认识越来越深入，健康的内涵延伸到心理、社会的范畴（图3-2）。这种认识也把维护和促进健康从单纯自然科学层面提到自然科学与社会科学的融合状态。预防疾病、维护健康不仅是医务人员的责任，也是个人、家庭、企业和社会共同的责任。

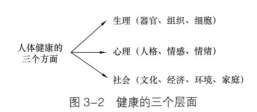

图 3-2　健康的三个层面

守护健康，预防是最经济、最高效的办法。有了流行病学和卫生统计学的基础，可以更好地诠释人群健康的规律，发现疾病的影响因素。健康的底层逻辑是代偿机制和人体免疫。健康风险因素带来的损伤无时不在，组织和器官持续受损的情况下，人体的代偿机制会调动没有受伤的部分，加抗补充或者代替受损部分。只有到了疾病晚期，超过代偿极限，机体会出现症状。

从公共卫生对疾病的认知和判断来看，疾病谱的顶端被慢性非传染性疾病占领，疾病的危险因素也从卫生条件扩展到遗传、生活方式、医疗资源的可获得性等多个方面。图 3-3 所示的五大类因素中，仅行为生活方式对人类健康的影响占到 60% 左右。大量临床医学实践表明，大多数人通过防患于未然地自我健康维护、控制危险因素、养成良好生活习惯等，能很大程度上管理好健康。

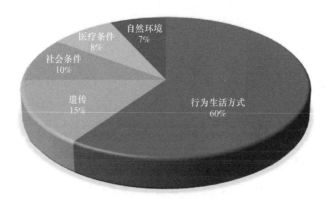

图 3-3　影响健康的因素

二、疾病发展进程

疾病的形成是一个复杂的过程。国内外研究表明，所有的疾病都不是突然发生的，只是被突然发现的。其发生和发展往往会经历健康期（功能平衡）、疾病前期（亚健康）、疾病期（临床）三个阶段（图 3-4）。这不是一个短期过程，而是一个从"健康—功能失衡的低危发病状态—高危发病状态—早期病变—临床病变"的长期过程，不同时间段的变化多不易观察。对于慢性病来说，这个过程可以很长，往往需要几年到十几年。

世界卫生组织把目前导致人类死亡的疾病分成传染性、各种慢性非传染性疾病、伤害。根据医学权威杂志《柳叶刀》（Lancet）2018 年 11 月发布的信息，非传染性慢性疾病已成为当今主要的死亡原因（占所有死因的 80%）。

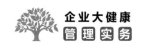

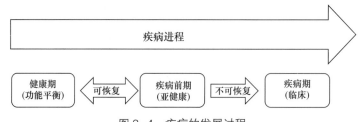

图 3-4　疾病的发展过程

中国地区的研究也发现，自 2007 年开始，中风和缺血性心脏病已成为导致死亡和影响生活质量的主要原因，因为慢性病导致的死亡人数已占到全国死亡人数的 86.8%，导致的疾病负担约占总疾病负担的 70%。此外，职场人群中亚健康状态（如严重疲劳、肌肉疼痛、失眠等）普遍存在，这也使得慢性病发病呈现年轻化趋势。当人处于亚健康状态时，尽管生活指标正常，但是身体功能达不到健康的标准，活力降低，适应能力减退，导致生产力下降，引起企业的忧虑。

医疗的本质是支持生命的自我修复。随着科技的进步，医学研究从宏观到微观，无论是疾病的基础研究还是临床预防及治疗水平都取得了进展。然而，医疗行为只是起到了支持的作用，最终治愈疾病的，还是病人的自我修复能力。医疗过程中，医生和患者的积极配合十分重要。所以，提供科学的健康知识，改变健康认知，提高健康素养，是每一个企业应该努力去推动的。

三、生活方式与慢性病风险

现代的生物—社会—心理医学模式不仅强调了生物遗传因素对健康的影响，也强调了社会因素对健康和疾病的影响。多数疾病如高血压、糖尿病、部分肿瘤等是行为生活方式、环境因素、遗传因素综合作用的结果（表 3-1）。例如，心血管疾病有 47.6% 归因于行为生活方式。不断累积的不利于健康的生活方式，如吸烟、酗酒、暴饮暴食、缺少体育锻炼、滥用药物、精神紧张等，对健康带来的潜在伤害不容忽视。通过调整行为生活可以有效地降低生活方式相关疾病的发病率。

表 3-1　导致疾病的健康风险因素占比

死因	行为生活方式	环境因素	卫生保健因素	生物学因素
心脏病	47.6%	18.1%	5.7%	28.6%
脑血管病	43.2%	14.8%	6.0%	36.0%
恶性肿瘤	45.2%	7.0%	2.6%	45.2%
意外死亡	18.8%	67.6%	10.3%	3.3%
呼吸系统疾病	39.1%	17.2%	13.3%	30.4%
传染病	15.9%	18.9%	50.5%	14.7%

一种慢性病常常是多个危险因素共同作用的结果，同时一个危险因素也可以导致多种慢性病的发病风险增加。慢性病危险因素的多向协同作用主要表现为一因多果、一果多因、多因多果和互为因果的交叉关系。把慢性病风险因素进行细分（图3-5），除去社会经济及环境因素和年龄、性别等不可改变的危险因素之外，积极地干预可改变因素，是我们能做到的可抗外在因素。

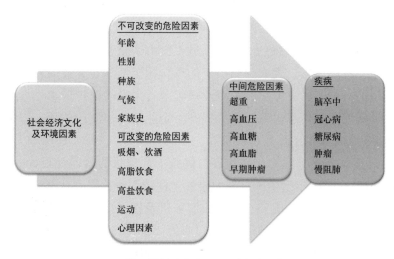

图3-5　常见慢性病与行为生活方式之间的关系

企业开展疾病风险因素管理，一方面可以通过健康教育和健康促进来提升员工健康素养，调动员工自我效能，通过积极地调整行为生活可以有效地降低与生活方式相关疾病的发病率；另一方面可以通过开展监测活动，对于血压、血糖、血脂、体重和肿瘤标志物指标进行监测，来跟踪和促进员工保持各项指标正常，落实员工是自己健康的第一负责人。

第三节　推行健康生活方式

随着我国人口老龄化和居民生活方式的改变，心血管疾病是我国人群的首位死亡原因，因此心血管疾病危险因素综合防控尤为重要。男性、高龄、超重、肥胖、高血压家族史、教育程度、吸烟和饮酒等不健康的生活方式与心血管病风险增加有关。

与疾病密切相关的行为生活方式都可以通过改变行为与生活方式来降低和消除。实践证明，以生活方式干预和危险因素防控为核心的心血管病一级预防，可以有效延缓或避免心血管事件发生。从企业层面全面推广健康的生活方式，提升健康意识，促成健康行为，继而消除这些风险因素，以期降低慢性病的发生率，从整体上提高我国心血管病预防能力，努力实现"健康中国2030"规划纲要的战略目标，达到2030年时，重大慢性非传染性病导致的过早死亡率较2015年降低30%，落实预防为主的慢性病方针。

员工健康管理项目旨在提高员工的健康水平。很多企业机构都在实行此类项目，原因包括：有利于提高生产力，减少工伤，提高安全性并且降低医疗成本；政府卫生和安全监管机构为了保障并提高员工的健康水平，鼓励实行这样的项目。员工健康项目的宗旨是调动个人及集体的积极性，通过提升员工健康意识，改变不良健康行为，从而降低风险，有效地利用有限资源来达到最大的健康效果。

企业开展健康管理必须建立支撑健康管理的氛围，引导员工自主健康、自我管理。常规化的健康管理能大大提高员工的身体素质。及时改变自身的生活习惯、饮食习惯，以调节身体达到最好的工作状态。一方面，员工会由于企业为其提供长期稳定的健康服务而对企业产生一种归属感，大大提高员工的工作积极性和对企业的黏性，为企业留住人才做出了积极的贡献。另一方面，为企业每年节省大量的医护成本，大大降低了企业员工的患病率、病死率及休息时间，大大提升了企业的工作生产效率，为企业节省成本的同时不断地提升了员工的工作效率。

提升健康素养是企业与员工开展和参与健康干预项目的阶段性目标。美世（中国）有限公司基于2020—2021年度中国卓越健康雇主评选调研数据，从健康行为、健康理念两个方面综合考评健康素养情况和企业健康服务可及性。结果显示，员工疾病与健康风险、行为风险及可获得的健康干预项目匹配度良好。

健康干预项目需要得到高层管理人员的支持与领导，在员工中形成一种健康文化。健康项目是企业的主要项目之一，旨在通过以下方法改变健康文化和理念：

（1）优化饮食结构。

（2）定期锻炼。

（3）减轻体重。

（4）戒烟。

（5）减少饮酒。

（6）为员工测量健康参数，包括体质指数（BMI）和血糖等，并向员工提供医疗建议。

一、案例分享——美国陶氏公司

在美国陶氏公司，健康是每个员工、工作场所和企业的共同责任。企业通过一系列基于"健康生活简单七步"理念（即通过关注生活中简单的健康饮食、体育锻炼、体重、吸烟状况、血压、胆固醇、血糖）所涉及的健康项目，并辅以相关联的可持续发展目标和福利政策，实现全体员工全方位的健康促进。援引美国心脏协会提出的2020实践目标，希望于2025年，将员工心血管健康状况提升30%。

建立起全面的健康文化。美国陶氏公司的健康管理包括工作场所健康设施、健康政策、健康监测、教育和个体管理相结合四个维度。每年度美国陶氏公司全体员工都会收到健康活动日历，各个办公地点的健康负责人会根据当地需求和现实情况对当地活动做出相应调整，多项活动基于"健康生活简单七步"的各个方面进行设计。比如连续三年都举办的"吃得好身体棒"活动，通过健康饮食教育宣传活动，越来越多的员工接受了六周的健康饮食挑战，养成了健康的饮食习惯，并进一步在多个办公地点成立了"健康食品委员会"。

同时，美国陶氏公司健康医疗中心提供持续的健康咨询服务，通过健康数据的收集、分析，及时对员工的健康状况进行管理和干预，并制订长期的慢性病追踪机制，提供定期的咨询和教育机会。比如"血压管理计划"，通过线上及线下多种互动形式，提供了血压管理教育，并设计了一对一的健康计划和跟踪。

另外，美国陶氏公司通过多项支持员工健康管理的政策，如允许员工在工作时间进行体育锻炼、进行压力管理和公司食堂提供健康食物选择等，协助"健康生活简单七步"理念的推行和实施。美国陶氏公司更与健康保险供应商强强联手，为全体员工及家属提供全面且灵活的保险方案，应对健康风险，促进健康管理。

项目的成果：通过多年的坚持和持续推广，美国陶氏公司员工的整体健康状况也持续维持在普遍良好的水平上，绝大多数中国员工的BMI也始终维持在健康标准之内。

项目意义：全面控制工作场所健康风险，保护并优化员工的健康和生产力，实现公司2025可持续战略目标，达成世界领先的运营绩效，在健康和安全方面达到世界最高标准，努力消除死亡人数、大幅减少严重伤害和疾病事件，并将可记录的总伤害和疾病发生率保持在行业领先水平。

二、生活方式行为辅导

行为心理健康和活力状态影响企业员工的整体健康水平，而健康意识推动行为改变从而促进健康。生活方式行为风险因素是生理健康和心理健康的重要影响因素，并且生理健康、心理健康、生活方式行为、财务健康互为因果，共同影响员工的整体健康状态。

（一）合理膳食

合理膳食包括增加新鲜蔬菜、全谷物、粗杂粮等纤维摄入，减少饱和脂肪，减少烹饪、调味品用盐（包括食盐、酱油及酱制品），控制胆固醇、碳水化合物摄入，避免摄入反式脂肪等措施，有助于逆转或减轻肥胖，高胆固醇血症、糖尿病和高血压及心血管病预防。膳食结构及主要食物来源见表3-2。

1.膳食结构

中国营养学会建议的平衡膳食宝塔强调食物多样化，并注意能量平衡，合理膳食可增加纤维素、维生素、钾等的摄入量，降低血脂、改善心血管健康。推荐每日摄入：

（1）大米、小麦、玉米、马铃薯等谷薯类食物250～400g（其中全谷物和杂豆类50～150g、薯类50～100g）。

（2）蔬菜300～500g。

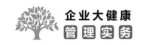

表3-2 膳食结构及主要食物来源

名称	主要食物来源举例
饱和脂肪	动物脂肪（牛油、猪油、黄油等）及部分植物脂肪（椰子油、棕榈油等）
不饱和脂肪	橄榄油、菜籽油、葵花籽油、大豆油、花生油、玉米油、茶油、红花籽油等植物油及鱼油
反式脂肪	氢化植物油（人造黄油、人造奶油、咖啡伴侣等）及精炼植物油等）
碳水化合物	糖类、水稻、小麦、玉米、燕麦、高粱等谷物，西瓜、香蕉、葡萄等水果，干果类，干豆类及胡萝卜、番薯等根茎蔬菜类
蛋白质	肉、蛋、奶和豆类

（3）水果200～350g。

（4）鱼、禽、蛋、瘦肉120～200g（其中蛋类40～50g，相当于一个鸡蛋）。

（5）奶类300g。

地中海饮食（主要由全谷物、坚果、蔬菜和水果组成并辅以橄榄油、鱼类和红酒等，包括较少的家禽和奶制品、红肉和肉制品）加之特级初榨橄榄油或坚果可降低人群复合终点事件（心肌梗死、脑卒中或心血管病死亡）的发生率，其中以减少脑卒中为主。

2. 胆固醇

膳食中胆固醇的来源包括肉类、鸡蛋等。其中肉类（包括家禽、红肉、加工肉制品及海鲜）对胆固醇贡献约占42%，鸡蛋约占25%，其他约占33%。目前膳食胆固醇摄入与心血管病及死亡之间的关系仍具有争议。但过高的胆固醇摄入导致血胆固醇水平升高带来的潜在风险仍不容忽视。

2019年美国心脏协会（AHA）给出如下建议供参考：在遵循当前健康膳食模式的基础上，普通人每日食用一个鸡蛋（585mg胆固醇/100g鸡蛋）或等量胆固醇；素食者如无其他胆固醇来源，可适当增加奶制品及蛋摄入量；高脂血症的患者，尤其是2型糖尿病或心力衰竭高风险人群摄食高胆固醇食物需谨慎；非高胆固醇血症的老年人可适当增加鸡蛋摄入，不超过每日两个。

3. 饱和脂肪、不饱和脂肪

反式脂肪和饱和脂肪与总死亡风险增加及特定原因的死亡相关，用不饱和脂肪等效替代5%的饱和脂肪总死亡率可降低27%。而前瞻性城乡流行病学研究（PURE）的结果显示，使用饱和脂肪和不饱和脂肪替代精制碳水化合物可减少脑卒中发生、降低死亡率。

4. 反式脂肪（酸）

摄入反式脂肪（酸）可增加心血管疾病风险。研究表明反式脂肪与高全因死亡率有关。一些食品添加剂含部分（未完全）氢化油，是反式脂肪酸的来源。研究发现在食品工业中禁止使用反式脂肪的法规与脑卒中和心肌梗死的减少有关。反式脂肪对脂质和脂蛋白有不利影响，并可加剧内皮功能障碍、胰岛素抵抗、炎症和心律失常。

5. 盐与心血管病风险

防治高血压饮食方案（DASH）和限盐控制高血压研究（TOHP）结果显示减少日常钠摄入量可降低血压和心血管事件发生率。国家健康与营养调查的数据表明，摄入过多钠（中国推荐＜6g/d，WHO推荐＜5g/d）与心血管死亡率增加相关。

6. 碳水化合物

高碳水化合物（糖）摄入可能增加动脉粥样硬化性心血管疾病（ASCVD）风险。每日饮用1份含糖饮料可使患糖尿病的概率增加20%。研究显示，每日摄入的添加糖的能量超过全天能量的10%与死亡率增加有关。习惯摄入高糖饮料的成人可采用低卡路里甜味饮料作为替代，提供甜味的同时减少热量摄入，并能有利于向纯水过渡。中国健康与营养调查的数据表明，高碳水化合物饮食可能与心血管病的危险因素有关，建议每天摄入适量的碳水化合物。此外，饮用添加人工甜味剂的饮料会增加脑卒中、冠心病及全因死亡风险。

（二）运动

有益健康的身体活动应该适度（包括运动的形式、频度、时间、强度），还应注意相关的事项。针对不同的人群、不同生理和病理状态，适度运动又有不同程度内涵。其中基本的考虑是：平常缺乏身体活动的人群，如果能够经常（一周三次）参加中等强度的身体活动，健康状况和生活质量可以得到改善；不必做很剧烈的运动锻炼，强度较小的身体活动也有促进健康的作用；适度增加身体活动量（时间、频度、强度），可以获得更大的健康促进效益；不同的身体活动形式、频度、时间和强度促进健康的作用有所不同，心肺耐力运动、力量连续运动和柔韧性运动可以获得全面的健康促进收益。规律身体活动是维持和改善心血管健康的基石。

观察性研究的荟萃分析和系统综述支持加强有氧运动以降低动脉粥样硬化性心血管疾病（ASCVD）风险的建议。有氧运动通常是安全的，可以采用快走、慢跑、游泳、骑自行车、广场舞等形式。但习惯于久坐不动的人开始进行身体活动时应从低强度、短时间开始，循序渐进。目前尚不明确长期达到活动量或强度上限是否会对心血管产生不良后果。需与患者进行沟通，高强度的身体活动仅适用于小部分人群。老年人也可选择瑜伽、太极拳、广场舞等形式进行活动，以增加心肺适应性。对于已存在明显功能障碍的患者，身体活动的形式、强度和时间需结合患者情况给予个体化指导。

抗阻运动（如健身器械、弹力带等）可改善身体机能，有助于糖尿病患者的血糖控制并降低血压，但尚不清楚抗阻运动能否降低心血管病风险。

静态生活方式对健康有害。尽量减少久坐时间，可能有助于降低心血管病风险。

关于身体活动的强度有多种评价方式。以代谢当量（MET）为例，MET指相对于安静休息时身体活动的能量代谢水平，表现为单位时间能量消耗量。1MET相当于每千克体重每分钟消耗3.5mL氧，或每千克体重每小时消耗1kcal（1kcal=4.184kJ）能量的活动强度。低、中、高强度身体活动对应的通常为（1～＜3）MET、（3～＜6）MET、≥6MET。

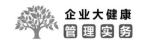

以下证据表明适度的身体活动有益于身体健康：

（1）中高强度身体活动降低心血管病风险。众多研究一致显示中至高强度身体活动与心血管事件和死亡减少相关。我国一项大型前瞻性队列研究表明，无论是职业性还是非职业性身体活动均与心血管病风险呈负相关，即活动量越大，心血管病风险越低。每日 4MET 或更高强度的身体活动可使各种心血管病风险降低 5%～12%。建议成人每周应进行至少 150min 中等强度身体活动或 75min 高强度身体活动。有证据显示更高强度的身体活动，如每周累计进行 300min 以上的中等或 150min 以上的高强度身体活动，心血管病风险会进一步下降。进一步增加身体活动达到极高水平，会带来持续但逐渐减少的附加效益，但其潜在风险不明确，不作常规推荐。

（2）规律的身体活动有助于降低心血管病风险。中至高强度的身体活动一旦开始，降低 ASCVD 风险的效果即出现并逐渐增加。研究表明，即使活动水平低于当前的推荐量，心血管保护效果依然明显。因而鼓励所有成年人达到建议的最低活动量，不能达到最低标准者应循序渐进、量力而行，选择适宜的活动强度与时间，以最大限度地降低心血管病风险。

（3）减少久坐等静态生活方式有助于降低心血管病风险。久坐行为指在清醒状态下长时间坐位不活动，能量消耗通常不超过 1.5MET。久坐行为与心脏代谢危险因素增加相关。平时很少进行中至高等强度身体活动的人，久坐可能大大增加心血管病风险。因此减少久坐行为，特别是未达到当前推荐身体活动水平者，可能有助于降低心血管病风险。

（三）控制体重

近年来，我国成人中超重及肥胖者所占比例呈上升趋势。肥胖及超重人群心血管病风险增加。大量研究发现通过限制热量摄入、增加身体活动等方式减轻并维持体重，有助于降低心血管病风险，甚至可减少全因死亡。

LeBlanc 等关于 127 项 RCT 荟萃分析的结果显示，限制热量摄入、增加身体活动等行为模式改变坚持 12～18 个月，可有效减轻并维持体重，可降低血压及 LDL-C 和血糖水平，减少新发糖尿病且不增加其他心血管病风险。

推荐将每周 150min 以上中等强度有氧运动作为初始减重措施，每周 200～300min 高强度身体活动用于维持体重、减少反弹。热量摄入：男性宜控制在 1500～1800kcal/d，女性则为 1200～1500kcal/d。极低热量（<800kcal/d）摄入需在专业人员指导下进行，不建议常规采用。上述行为模式改变，可以在 6～12 个月内使体重下降 5%～10%，平均约 8kg，随后虽略有反弹，但仍可见其他心血管病危险因素的持续改善。如图 3-6 所示，当 BMI 指数从 30 降到 25 以下时，心血管疾病风险下降 82%，代谢综合征风险下降 80%。

（四）戒烟

吸烟有害健康。大量观察性研究显示，吸烟及二手烟暴露与心血管病、肺癌或慢性呼吸道疾病、肝癌及其他肿瘤发病及风险直接相关。戒烟是预防心血管病及其他慢性病的重要措施。二手烟暴露同样增加冠心病、脑卒中等心血管病风险。各企业应率先成为无烟场所，督促并支持各级政府制定公共场所、办公场所有效控烟的法规，为公众创造无烟环境，宣传吸烟的危害，提高戒烟意愿。

体质指数（BMI）=体重（kg）÷身高² (m)

成人的BMI数值：

过轻：低于18.5

正常：18.5～24

过重：24～28

肥胖：28～32

非常肥胖：高于32

超重腰围：

男性＞95cm（向心性肥胖/腹型肥胖）

女性＞80cm

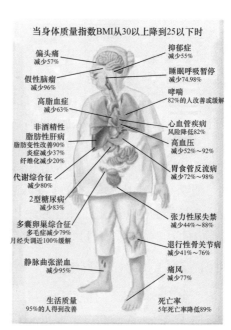

图 3-6　减重带来的身体获益

戒烟的获益：戒烟 1 年后，冠心病患者死亡及再发心脏事件的比率下降 50%，心肌梗死患者死亡率可降低 70% 以上；戒烟 5 年后，心血管病风险可恢复正常水平；戒烟 15 年后，冠心病和心力衰竭患者的死亡风险与从不吸烟者相似。

（五）控制酒精摄入

高血压、糖尿病、房颤、肝肾功能受损者及孕妇和青少年不建议饮酒。普通人群也不建议通过少量饮酒来预防心血管病。

过量饮酒增加心血管病及死亡风险。全球每年因长期过量饮酒或偶尔大量饮酒导致的死亡人数高达 300 万人。过量饮酒可导致肝硬化、肿瘤及交通事故，并增加房颤、心肌梗死及心力衰竭风险。还有研究显示，饮酒量与高血压、房颤及出血性脑卒中密切相关。不同种类的酒与心血管病风险的关系不完全相同。对观察性研究的荟萃分析显示，红酒、啤酒与心血管事件间存在 J 形曲线关系，即适量时心血管事件风险最低，过量时风险增加；而烈性酒与心血管事件风险间未见 J 形曲线关系。一项关于 83 项前瞻性研究、超过 50 万饮酒者的分析显示，每周酒精摄入 100g 以下者死亡风险最低，在此之上随饮酒量增加无基础心血管病史者其脑卒中、心肌梗死、心力衰竭、致死性高血压疾病及主

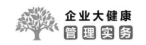

动脉瘤发生率逐渐增加，以每周酒精摄入量不超过100g为参照，40岁以上成人随着每周饮酒量倍增，预期寿命缩短六个月或更多，因此饮酒量低于当前推荐的标准可能更安全。

（六）保持健康睡眠

睡眠与心血管病风险密切相关。健康睡眠包括充足的时间和良好的质量。大量观察性研究及荟萃分析结果显示，失眠与心血管病发病率和死亡率增加相关。睡眠时间过短增加高血压、冠心病及心力衰竭的风险，而每日保持7～8h充足的睡眠时间及良好质量的人群心血管病风险明显降低。

挪威及中国台湾地区随访10年以上的队列研究显示，失眠增加心肌梗死、脑卒中的发生风险，心力衰竭的发生率也明显增加。此外，荟萃分析还发现失眠者心血管病死亡风险显著增加。荷兰一项前瞻性队列研究纳入17887名基线无心血管病的健康受试者并随访12年，发现每日睡眠不足6h者比7～8h者心血管病风险增加15%，冠心病风险增加23%；此外，在健康饮食、规律身体活动、不吸烟等良好生活方式的基础上，睡眠时间充分、质量好的健康睡眠者相比睡眠不足、质量差者，包括心肌梗死、脑卒中及心血管死亡在内的复合心血管事件风险减少65%，心血管死亡风险降低83%。

（七）保持良好的心理状态

抑郁、焦虑、暴怒、创伤后应激障碍等精神心理异常与心血管病发生有关。保持乐观情绪有助于维持心血管健康。良好的精神心理状态，还有助于降低心血管病发病及死亡风险。

前瞻性队列研究的荟萃分析显示，良好的心理状态与心血管病发病风险下降明确相关。一项前瞻队列研究纳入了70021名老年女性，随访8年，发现乐观评分最高者较最低分者心血管死亡风险低38%，脑卒中死亡风险低39%。

第
四
章

多元化企业健康管理

第一节　概　　述

伴随社会经济发展和工作生活方式转变，慢性病发病逐年攀升并呈现显著的年轻化趋势，对用人单位和职业人群开始产生明显影响。我国政府近年来推行的"大健康"建设，把提高全民健康管理水平放到了国家战略的高度。2016年，《"健康中国2030"规划纲要》出台，提出了"普适性、预防性、个性化"健康管理理念。2019年，《中华人民共和国基本医疗卫生与健康促进法》颁布，明确界定了企业在员工健康促进方面的责任。

对一个员工来说，每年大约1/3的时间要在职场中度过。职场是员工获得经济收入和社会资源的主要途径，也是承载健康管理服务的重要平台。企业健康管理以疾病的预防为主导，通过多元化的健康管理模式，保护和优化员工的身心健康，提升员工与企业的健康活力和生产力。

截至2022年，企业健康管理项目的开展呈现多元化趋势，员工可获得的健康服务与健康风险匹配度高。其中，年度健康筛查、鼓励步行设施是基本健康管理配置；企业医务室（或健康小屋）项目、健康讲座、行为生活方式健康辅导、心理健康促进和健康风险评估，都成为开展很普及的项目。

企业应始终秉承"以人为本"的管理理念，以实际行动关心员工身体健康，使员工进一步了解到自身的健康状况，对潜在疾病进行了有效的控制和防范，达到了"预防为主，有病早治"的目的，确保全体员工能以健康的体魄和旺盛的精力投入到工作之中。

第二节　体检与筛查

一、疾病筛查的定义与目的

（一）疾病的三级预防

流行病学调查显示，在我国每年超过50万心梗死亡患者，其80%来不及到医院就

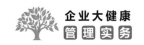
诊，50% 发病隐匿，凸显了识别风险及时预防的重要性。许多疾病特别是对员工健康威胁日益突出的慢性病，并不是"一蹴而就"突然发生的短期过程，而是一个从健康期、低危发病状态（病因暴露期）、高危发病状态（临床前期）、出现症状（临床期）、临床疾病转归的"长期"阶段（图 4-1），不同阶段间的变化多不易察觉。因此，识别健康风险因素和疾病前期状态是做好健康管理工作的第一步。

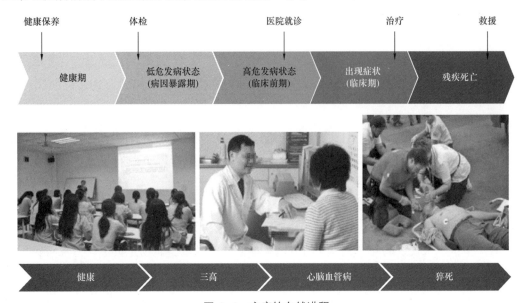

图 4-1　疾病的自然进程

疾病防控依据在上述疾病阶段的干预时机与干预目标的不同，分为三个级别：

一级预防是病因学预防，主要是针对慢性病危险因素的预防，通过去除致病因素或实施能够降低致病因素或暴露水平的外界干预，减少新发病例，从而降低总发病率。

二级预防是通常说的"筛查/筛监"或"三早预防"（早发现、早诊断和早治疗）。通过普查、筛检、定期健康检查、高危人群重点项目检查、设立专科门诊等方法开展。

三级预防又称临床预防，是在疾病的临床期为了减少疾病的危害而采取的措施，主要包括对症治疗和康复治疗。

实践证明，在疾病的更早阶段，通过检验、检查或者调查问卷等途径，从无症状或迹象的人群中识别健康风险、已产生病理变化或已患病个体，并给予适宜的干预，从而改变或阻断疾病的自然进程，降低或消除不良事件的发生概率，实现疾病防控"关口迁移"，从而获得更好的整体疾病预防效果。

（二）筛查的分类

应用医学手段和方法对健康人群的体格检查，不仅涉及常规临床科室的医疗设备检查（如超声、心电图、放射等），也包括围绕人体的血液、尿便的化验检查。一般认为健康体检可以分为普查、定期健康检查、疾病筛检、高危人群重点项目检查和诊断式检查。

通过健康检查可以发现疾病和影响健康的危险因素，实现早预防、早诊断、早治疗。

（1）定期健康检查是企业做好员工健康管理的第一步，可以分为普通健康体检、职业健康体检、从业健康体检（飞行员、宇航员、运动员）、保险公司的体检（健康状况预测）。定期健康检查是在身体尚未出现明显疾病时，了解受检者健康状况，识别风险因素，明确有无异常体征和检出指标。有些异常体征本身就是生理性变异，可以定期复查；有些异常体征可能是疾病危险因素，需要通过健康促进手段去干预和纠正；而有些体征则就是疾病的诊断依据，需要进一步检查和确诊。

（2）疾病筛查的底层逻辑是病因、单病种的筛查，是基于流行病学较高的疾病发病率及患病率（流行率）开展的对特定疾病的有针对性的检查；是对特定人群给予的某一项针对性疾病的检查，找出可能存在患病的个别人，如对 50 岁以上吸烟人群的高血压风险筛查。

（3）诊断式检查是具有诊断属性的检查。疾病的症状或体征出现后，为了明确诊断给予的治疗而进行的检查，如通过肠镜获得活检组织得出病理诊断。随着医学的发展，精准筛查（如基因检测）可以实现在疾病还没发生之前，通过检测人体某段基因是否存在致病性，给出诊断式结论。

二、筛查原则和管理要求

《"健康中国 2030"规划纲要》鼓励发展健康检查等健康服务，促进个性化健康管理发展。企业根据自身条件制订员工健康检查计划，至少每两年提供一次覆盖全员的健康检查。通过健康检查异常指标识别健康风险，提高员工健康风险意识，并根据当前心血管、脑中风、糖尿病（心脑糖）患病风险增加的情况，在体检的基础上增加慢性病筛查，为员工的健康保驾护航。具体内容如下：

（1）贯彻落实员工定期体检制度，始终把关心员工的身心健康放在首位，把员工体检工作列为工会年度一项重要工作内容。

（2）计划和组织健康体检：企业 HR 或 HSE 部门协助参与员工健康体检的计划和实施，组织体检报名，告知体检前注意事项，熟悉体检项目及体检相关各项工作的安排。

（3）体检周期每年一次。

（4）提供循证的体检方案和项目管理。

（5）规范健康体检，开展高危人群筛查，如高血压、糖尿病筛查，通过健康体检等方式发现高危人群和早期患者。

（6）筛查的年龄以及频率，以 45 岁为界限，接受异常胃肠镜检查，接受 次冠脉、脑血管检查，接受一次肿瘤标志物筛查。

（7）45 岁以下以基本体检项目为主，适龄备孕人员减少辐射项目，次重点为体重、血糖、甲状腺情况。

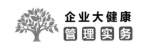

（8）45 岁以上关注重点为慢性病高发情况。

（9）在基本检查的基础上，为员工提供专项疾病筛查的可选项目，如心脑血管疾病筛查，关注颈动脉和颈椎情况，关注各项代谢指标，以及慢性病治疗情况。

（10）每五年完成一次冠心病、肿瘤筛查。

① 肺癌——低剂量肺部 CT。

② 胃癌——血清学、内镜，活检病理。

③ 乳腺癌——钼靶、超声。

④ 宫颈癌——HPV 细胞学图片。

⑤ 结肠癌和直肠癌——结肠镜。

⑥ 肝癌——血清甲胎蛋白 AFP 和肝脏超声。

（11）根据体检数据分析、同组人群分析，健康数据导出化管理。

（12）个体随机优化的体检方案。

（13）开展口腔疾病筛查防治。

三、"1+X" 体检方案

体检项目的制订以健康评价和健康风险筛查为目的，重点掌握受检者健康状况、早期发现疾病线索。体检项目的设置要充分体现最佳成本效益原则，避免过度体检及节约成本带来的漏检情况。体检项目的设计需要科学适宜并有很好的可及性和可接受性。优先采用一些高精尖医疗技术设备，以免加重受检者的经济负担。

"1" 为基本体检项目，包括健康体检自测问卷、临床检查、辅助检查三个部分（图 4-2）。体检基本项目适合成人健康体检，不包含妇幼保健、职业病、入职（入学）体检，不涉及疾病的诊断与治疗评价。按照有关规定，基本体检项目不包含 "乙肝五项" 及除 X 线胸片外的有关放射检查。

- 健康体检自测问卷

- 临床检查：身高、体重、血压测量
  内科、外科、耳鼻喉科、眼科等
  妇科检查（包括乳腺癌、宫颈癌检查）

- 辅助检查：血、尿、便常规+潜血；
  血生化免疫：肝功能、肾功能（包括尿酸）、血糖、血脂
  心电图
  胸部X光
  B超（肝、胆、胰、脾、肾）
  女性：宫颈刮片细胞学检查

图 4-2 基本体检项目

"X"为专项体检项目，包括主要慢性非传染性疾病风险筛查及健康体适能检查项目。符合 WHO 要求的疾病筛检项目，包括高血压、冠心病、脑中风、糖尿病、肺癌、乳腺癌等。此外还包括骨密度检查、中医体质辨识及功能医学检查。

专项体检项目的设计原则是通过了解员工的家族病史、既往疾病情况、疾病高风险因素状况，以数据驱动的方法找出与疾病相关的体检指标，以最低的经济成本满足高性价比的健康筛查的要求，避免过度医疗。筛查疾病高风险因素与需要筛查体检项目见表 4-1。

表 4-1　45 岁以上专项体检项目筛查

筛查项目	适用人群	检查项目
高血压风险筛查	高血压家族史，吸烟史，饮酒史，高盐饮食，长期精神紧张，有头昏、头痛、眩晕等症状	血压，动态血压监测，心电图，血管超声，眼底血管照相，空腹血糖，血脂，同型半胱氨酸，肾素等
冠心病风险筛查	40 岁以上，冠心病史及家族史，心前区疼痛、压迫感及胸部不适等	血压，心脏彩色超声，颈动脉超声，动态心电图，螺旋 CT 断层扫描冠脉成像（CTA），空腹血糖，血脂，心肌酶及心肌标志物，纤维蛋白原、同型半胱氨酸等
脑卒中风险筛查	40 岁以上，高血压，慢性房颤，扩张性心肌病，风湿性心脏病及家族史，有头晕、头痛、眩晕及短暂性脑缺血发作（TIA）等	血压及动态血压检查，心脏彩色超声，颈动脉超声，眼底血管检查，头颅 CT 等，空腹血糖，血脂，血肌酐，尿微量白蛋白，血黏度，血小板聚集功能，纤维蛋白原，同型半胱氨酸等
代谢疾病风险筛查	35 岁以上，糖尿病家族史，高血压，冠心病史，血糖及血脂异常史，有口渴、多饮、多尿、多食、体重下降、倦怠乏力等	血压，体重指数，腰臀比等；空腹血糖，血脂，血肌酐，尿微量白蛋白，纤维蛋白原，同型半胱氨酸等，甲功七项
慢性阻塞性肺病 COPD 筛查	50 岁以上，吸烟者 40 岁以上。吸烟史，慢性支气管炎，哮喘史，有慢性咳嗽、咳痰、气短、喘息	肺功能，肺 CT，血常规等
非胃肠肿瘤筛查	50 岁以上，肺癌家族史，吸烟史，有咳嗽、胸痛、痰中带血、长期低热等	肺部低剂量 CT，肿瘤标志物：NSE，CYFRA21-1，CEA，SCC
胃肠肿瘤风险筛查	50 岁以上，胃癌、直肠癌家族史，胃溃疡，胃肠息肉，慢性结肠炎病史，有腹痛、腹泻、便血、黏液便、大便频次改变、柏油便等	胃镜检查，结肠镜，气钡双重造影，幽门螺旋杆菌检查（HP），胃蛋白酶原及胃泌素测定等；肿瘤标志物：CA72-4、CEA、CA-199、CA-242；肛指检查，大便潜血

为了帮助员工有效预防和初期发现自己的疾病，避免疾病或者缩短员工的治疗时间，推荐企业向员工提供一些延伸专项体检选择，如覆盖员工家属和提供员工自费选择的体检服务及优化升级计划或加项包中，比较常见的项目有癌症筛查、心脑血管筛查、超声检测等。

基于影响健康的因素作为体检项目设立的依据，各企业应该制订相关的健康体检及

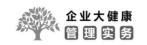

评估管理规定，开展体检和肿瘤风险筛查。通过每年一次的筛查掌握员工基础疾病及异常指标、药物治疗依从性情况，生活方式改变情况，并针对关联疾病和体检异常结果配置健康改进和监测计划。此项工作可极大改善员工的健康水平。

四、诊断式体检方案——功能医学检查

慢性病病因学研究从传统的危险因素分析、生物标志物识别、疾病风险模型开发，到借助多组学检测方法的微观病因学研究，应用系统流行病学的研究方法与思路，对疾病的分子机制进行探索。为传统的观察性流行病学研究进行慢性病病因推断提供新思路。

多组学对慢性病流行病学研究的意义和价值主要体现在因果推断、中介分析与风险预测三方面。第一，多组学从宏观与微观病因学层面进行因果推断，全面系统探索环境与遗传因素在慢性病病因学中的作用，揭示复杂疾病的致病因素与分子机制。第二，多组学有助于探索环境及行为生活方式与慢性病关联的中介通路，有望揭示复杂疾病的机制。第三，利用多组学标志物开发风险预测模型应用于精准医学，用于疾病风险预测以识别高危人群，用于筛选药物治疗对象使之受益最大化，用于监测药物疗效与不良反应。多组学检测项目机制如图4-3所示。

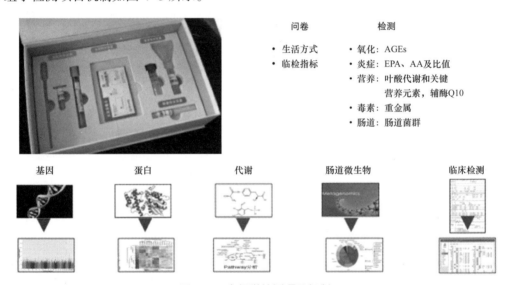

问卷
- 生活方式
- 临检指标

检测
- 氧化：AGEs
- 炎症：EPA、AA及比值
- 营养：叶酸代谢和关键营养元素，辅酶Q10
- 毒素：重金属
- 肠道：肠道菌群

基因　　蛋白　　代谢　　肠道微生物　　临床检测

图4-3　多组学检测项目机制

功能医学是建立在多组学检测基础之上，从疾病上游出发，专注于个性化病因，从"根"上解决问题。它是以系统、循证医学为基础的个性化医学方法。从遗传、环境、生理、心理和生活方式的关系着手，研究人体功能下降到病理改变的发病过程，如图4-4所示；从功能医学疾病底层的病理生理失衡着手，基于强大的技术内核——多组学智能检查，提供基因组学、蛋白质组学、代谢组学、肠道微生物及临床表型检测的监测数据，提供早期诊断，进行干预，抓住黄金窗口期逆转疾病发展。

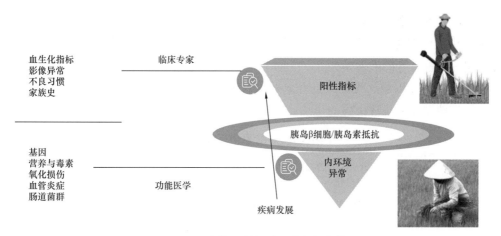

图 4-4 功能医学检测的特点与优势

功能医学之树从理论上阐述了疾病产生的根本原因（图 4-5）。树叶代表各种各样的疾病，如血管堵塞带来的脑血栓、心绞痛、心梗等疾病。树根代表各种根源性病因，五大核心失衡。功能医学风险筛查见表 4-2。

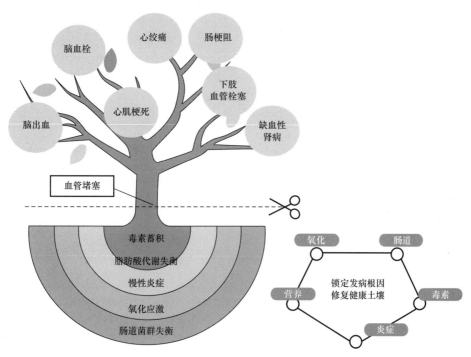

图 4-5 功能医学之树理论

（1）氧化还原失衡：过多的自由基攻击导致 oxLDL 形成诱发单核细胞浸润、动脉粥样硬化形成、氧化应激抑制 NO 的合成造成血管内皮损伤。

（2）肠道菌群失衡：肠道菌群紊乱会造成氧化三甲胺、短链脂肪酸等相关代谢物改变，诱发心脑血管疾病。

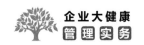
（3）环境毒素蓄积：重金属超标会导致血管内皮受损，导致心脑血管疾病。

（4）营养代谢失衡：关键营养元素如铜、锌、硒等缺乏会导致机体抗氧化力下降，诱发炎症，导致血管内皮损伤。

（5）慢性炎症失衡：慢性炎症在动脉粥样硬化进展、易损性和血栓形成中起着中心作用，最终诱发心脑血管疾病。

表4-2 功能医学风险筛查

项目		问卷	深度检测	评估	适用客户
心脑系列	心脑风险筛查	可选	叶酸代谢能力3项（血液或口腔拭子）	（1）叶酸代谢能力； （2）临床指标； （3）生活方式	团检，筛查高危人群，以便分层管理
	血管堵塞风险分析	无	脂肪酸代谢分析11项（血液）	（1）不饱和脂肪酸（欧米伽3、6、7、9等）； （2）临床指标	团检加项，动脉斑块，血栓、血管狭窄等高危人群
	心脑健康	有	（1）叶酸代谢能力3项； （2）氧化、炎症标记物； （3）微量营养元素、重金属； （4）肠道菌群分析	（1）深度检测； （2）临床指标； （3）生活方式	个检，"三高"人群等心脑血管高危人群，心脑血管疾病患者康复
血糖健康	血糖平衡	有	（1）叶酸代谢能力3项； （2）糖化终产物； （3）微量营养元素、重金属； （4）肠道菌群分析	（1）深度检测； （2）临床指标； （3）生活方式	个检，血糖异常、2型糖尿病患者
胃肠健康	肠道菌群分析	无	肠道菌群分析（粪便）	肠道菌群多样性、益生菌、有害菌等	团检加项，胃肠有问题者
	慢性食物敏感	无	慢性食物敏感22项、90项（血液或干血片）	隐匿性过敏食物	团检加项，胃肠有问题或反复过敏者
压力睡眠	压力节律分析	无	（1）肾上腺皮质激素； （2）脱氢表雄酮（DHEA）（唾液）	肾上腺皮质激素及DHEA一天4个时间点的分泌量和节律变化	个检，长期劳累、透支者
	睡眠激素分析	无	（1）肾上腺皮质醇； （2）褪黑素（唾液）	睡前的肾上腺皮质醇和褪黑素水平	个检，睡眠问题者

第三节 适岗评估

工作适宜性是指确保员工的身体、心理状况能保证其安全完成特定任务，且不会对其本人、业务或第三方造成不可接受风险。

适岗评估是指通过实施适当的程序和测试，对相关人员进行检查，以使合格的医疗专业人员确定该员工是否能够适应工作和生活条件。适岗评估的意义在于为企业机构提供一个实用的框架，为其员工在入职前、工作中、差旅派遣过程中，根据其角色的适合工作要求来评估员工、记录评估、识别风险，并采取行动进行健康干预和管理。

适岗评估涵盖可能影响工作健康的个人因素，包括但不限于疲劳、压力、身体健康、医疗问题、心理健康、工作康复及药物酒精。通过适岗评估识别受损个体，通过系统的风险管理流程进行健康干预和指导，为员工获得护理和/或康复提供帮助。主要目的是确保个人适合有效地执行所涉及的任务，并且不会危及自己或他人的健康和安全。并非有意将某人排除在工作之外，而是对工作进行任何必要的合理修改或调整，以使员工能够有效和安全地工作。

一、适用范围

适岗评估适用于从事被界定为需要进行工作适宜性评估的多种工作岗位。评估对象包括但不限于：

（1）海上/偏远区域工作人员；

（2）办公室工作人员；

（3）现场工作人员；

（4）国际差旅派遣；

（5）特殊职业人员。

其中，特殊职业涵盖从事可能对同事或社区产生危害的中或高风险的工作，在存在生理、心理、化学或生物危害因素的环境中处于不可消除的高风险环境中工作的员工，以及工作对身体条件有要求等，如食品加工人员、卫生专业人员、安保人员、消防员、救援队员、应急响应救援人员、专职驾驶员（如重型货车）、清洁工、客房服务人员、污水处理工人、害虫控制人员等。

二、评估类型

（1）岗前评估：在新的工作申请人或岗位调动的员工进行体检后，医疗团队将为员工的健康检查报告和结果进行医疗审查和评估，提供医疗和卫生保健方面的意见，给出关于"适合工作"的建议和/或健康改进的建议。建议岗前评估仅限于是否适合所提议的工作，并且只应询问与就业相关的医疗问题。

（2）定期评估/办公室人员评估：导致工作场所疾病和死亡的主要原因有慢性退行性疾病，如癌症、心脏病、中风、糖尿病和精神障碍等，这些疾病主要与生活方式有关。建议企业进行员工健康危险因素评估，根据医学分析结果指导员工健康状况风险管理。

（3）疾病/受伤后返岗评估：在员工重返原工作岗位前，进行评估其是否能够胜任原

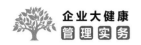

职，避免其他因素导致该员工的身体再次受到伤害。评估对象包括：

① 住院员工（无论住院多久）；

② 严重传染病患者；

③ 工伤或工作相关疾病并且有工时损失者；

④ 患有其他疾病请假超过两周者；

⑤ 药物和酒精测试阳性者。

（4）国际差旅派遣适岗性评估：对于因为工作或驻外工作的雇员，除考虑传统意义的工作安全、健康和安保外，还需要关注更多其他方面的风险，如患有心脑血管疾病等潜在风险疾病的危险，特定地区传染病情况等。

（5）职业健康适岗性评估：研究和识别可能导致员工本人和同事在工作场所发生职业病或受伤的高风险情况，如图4-6所示。

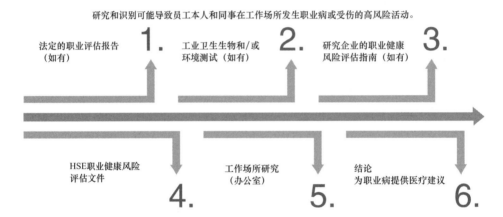

图4-6　工作场所职业健康管理流程

三、评估结果

根据医疗团队或医生出具工作适宜性报告，评估结果分为三类：

（1）适宜（medical suitability for work）。

（2）限制从事特殊工作（medical limiting for work）。

（3）不适宜（medical unsuitable for work）。

四、评估要求

适岗评估需要筛查的因素包括但不限于以下内容：

（1）基本信息：既往病史、心理状况、吸烟、饮酒、精神压力和社会适应性信息。

（2）临床检查：基本生理信息（年龄、性别、身高、体重、腹围、血压、血脂等）、查体信息（听力、视觉、心血管、腹部、骨骼肌肉、神经、皮肤等）。

（3）医学检验：血常规、尿常规、空腹血糖、肝肾功能等实验室检查、B超及X射线。

（4）功能能力：体力和有氧体能的"实验室"测试，功能或心理能力的"专家"测试。

（5）免疫状况：疫苗接种及传染病筛查（卡介苗/结核病、白喉、甲肝、乙肝、流感、脑膜炎、脊髓灰质炎、狂犬病、破伤风、伤寒、霍乱、黄热）。

（6）差旅风险：免疫接种信息、传染病（埃博拉、霍乱等）、食品和水治理、通过虫媒传播的疾病的预防、避免咬伤措施、深静脉血栓预防措施、性健康建议。

（7）职业风险：物理、电力、化学、生物、建筑、钻井、潜水、矿业、高寒高热等。

（8）医疗应急：医疗机构地点和联系方式、升级汇报程序、转运工具、机场支持、陆路通道、海港通道、远程医疗支援。

五、评估流程

适岗评估流程包括评估指标配置、员工健康信息收集、员工体检结果、评估资料初审、健康评估、员工健康档案，如图4-7所示。

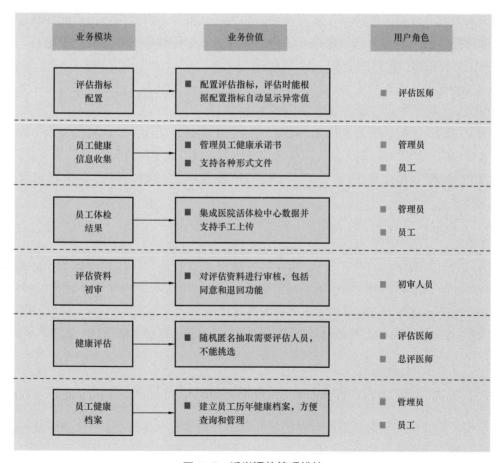

图4-7　适岗评估管理模块

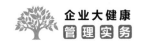

六、管理要求

（1）人力资源部门、HSSE 部门、直线管理人员、评估医师共同执行工作适岗评估管理程序。

（2）评估医生（或健康专业人员）对照规定程序和评估要求对员工的工作适宜性进行评价，识别健康或安全风险，对已确定不适宜某项工作的员工进行管理。

（3）在不违反企业所在国的法律要求情况下，所有需要进行工作适宜性管理的岗位应在雇佣前、转岗前、离岗前进行定期体检和适岗评估。

（4）企业应委托专业的医疗机构或医生团队进行工作适宜性评估。企业项目分公司诊所无法自行承担工作适宜性评估任务的，由总部选择当地医疗机构进行工作适宜性评估。

（5）工作适宜性医疗评估不具备自愿性，未进行工作适宜性评估并被确认为合格的员工将被认为不适合该任务。

（6）工作适宜性医疗评估可与企业体检合理地结合在一起，但工作适宜性程序中的强制要素不得与其他自愿要素混淆。

（7）入职或转岗需进行工作适宜性评估的人员，由人力资源部门提前通知其进行体检，体检报告由人力资源部门保存。转岗的工作适宜性评估应该在转岗之前进行，以确保该员工符合新岗位的健康要求。

（8）负责评估的医疗机构应对员工体检状况出具评估报告，清晰陈述该员工是否适合该岗位，并将陈述报告提交 HSE 部门或 HR 部门。

（9）用工作适宜性管理矩阵（参见附录二）来确认各工作岗位体检的频次，附录二表中未列出的岗位，可根据岗位实际情况和当地医疗风险确定体检频次。

（10）工作适宜性管理项目确定需要工作适宜性评估的岗位的必检项目参见附录三。

（11）返岗评估结果显示该员工不能胜任原岗位的全部职责时，可为其提供临时性的过渡岗位。

（12）在以下情况发生时，应进行工作适宜性评估复检：赴任下一份工作或离开企业的，企业希望降低在艰苦环境或当地基础设施较为薄弱的条件下工作人员的医疗风险；直线经理提出复检要求并附上相应复检理由或其认为必要的说明。

（13）有相关权限的人员或经过受检人员同意可以获得受检人的体检信息。

第四节　疾病风险评估

疾病风险评估和预测是健康管理的核心环节，是量化个体健康状况及未来患病、死亡风险的重要手段。这种分析过程目的在于估计特定时间发生的可能性，而不在于做出明确诊断。采用统计学概论的方法得出患病危险性与危险因素的关系模型，能同时包括多种危险因素。

随着老龄化的速度不断加快，职场中年纪大的职工占比越来越多，对职场员工心脑血管风险评估的需求越来越大。通过分析、建模、评估、预测的方法将收集的健康数据变为健康信息，用于描述和评估员工在未来 5 年或 10 年内发生心血管疾病或因为心血管疾病导致死亡的可能性，并以此来指导个性化治疗及预防措施。常见的风险评估方法包括指标法和模型法。

一、建立评估标准体系的原则

评估标准体系主要筛查心脑血管疾病风险、糖尿病风险、肿瘤风险。遵循单项生理指标危险底线原则、多项生理指标危险叠加原则，结合全国高等医学教材、国家相关疾病诊断指南及专业文献索引，使用了六个风险维度指标，分别为心脑血管疾病风险、代谢综合征风险、个人疾病管理和控制风险、精神 / 睡眠类药物长期使用情况、过去四周内个体不良症状出现情况、身体疼痛和限制程度。

二、评估流程

参考适岗评估流程，指定专业机构或专业医生统一实施，严格评估质控，并出具评估报告，用于指导健康干预。根据风险分层，评估结果分为高危、中危、低危。

评估流程分为三步：

第一步：检出直接列为高危的个体。

第二步：预测 10 年风险（对于不符合高危条件人群，定义心血管病风险增强因素）。

第三步：心血管病余生（终生）风险的评估（血管病发病风险为中危且年龄低于 55 岁的人群应进行，以识别中青年群体中心血管病余生风险高危的个体）。

三、心血管病风险增强因素

（1）定义变量：糖尿病（不低于 40 岁）或 LDL-C 不低于 4.9mmol/L（或 TC 不低于 7.2mmol/L）或 CKD 3/4 期的患者直接列为心血管病高危人群，无须进行 10 年和余生风险评估。

（2）靶器官损害：冠脉钙化积分大于 100AU，颈动脉内中膜厚度大于 0.9mm 或存在颈动脉斑块，臂 / 踝血压指数小于 0.9，左心室肥厚（电压大于 3.8mV、Cornell 乘积大于 244mV、左心室质量数大于 115/95g/m^2、室间隔厚度大于 11mm），肾脏损害，糖尿病。

（3）血清标志物：TC 大于 5.72mol/L，LDLC 大于 3.3mol/L，TG 大于 2.3mol/L，hsCRP 大于 2mg/L，载脂蛋白 B 大于 130mg/dl，脂蛋白 a 大于 125mg/dl。

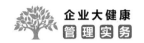

（4）早发心血管病家族史。

（5）并存的临床情况：脑血管病、心脏病、视网膜病变。

四、评估模型

（一）指标法

指标法是以慢性病主要危险因素作为筛查指标，明确各指标的判定标准，满足其中不少于一种危险因素指标者，即判断为慢性病高危个体。单一慢性病高危个体的判断可在此基础上结合单病特点，增加特异判断指标，并确定是否为单病高危个体。用指标法评估心血管疾病风险的流程如图 4-8 所示。

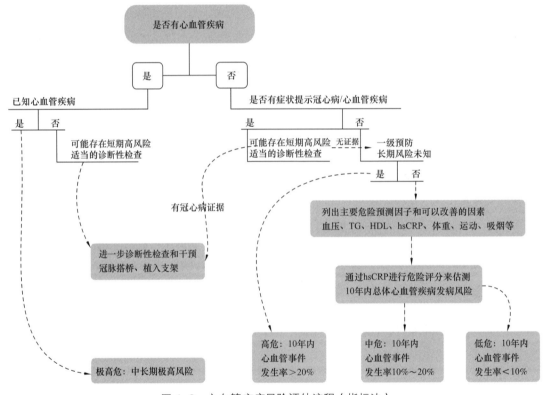

图 4-8　心血管疾病风险评估流程（指标法）

（二）模型法

模型法是采用 logistic 回归模型、Cox 比例风险模型、灰色模型等方法，利用队列研究或横断面调查数据构建预测模型，并计算个体慢性病的发病概率。

China-PAR 风险预测模型可用于预测中国患者 10 年内发生动脉粥样硬化心血管疾病的风险，从而帮助预防及管理心血管疾病。

模型纳入参数包括性别、年龄、现居住地、地域、腰围 / 总胆固醇、高密度脂蛋白胆固醇、当前血压水平、是否服用降压药、是否患有糖尿病、是否吸烟、是否有心血管病家族史。因素通常包括遗传因素、既往病史、生活方式及行为危险因素、体格测量指标、临床辅助检查指标和实验室检测指标等。图 4-9 为中国心血管风险评估流程。

该模型仍存在一定的局限性，不适用于心绞痛、间歇性跛行等研究终点未包括动脉粥样硬化相关事件，未评估降脂治疗与心血管疾病发生的相关性，需要进一步研究来检验。

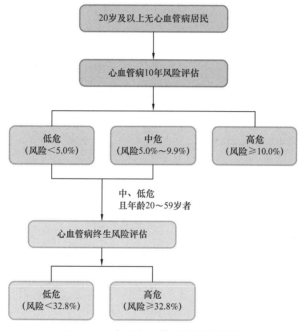

图 4-9 中国心血管风险评估流程

注：心血管病 10 年风险指个体在 10 年内首次发生心血管病的风险；
心血管病终生风险指个体终生（至 85 岁）首次发生心血管病的风险

（三）功能医学精准评估

功能医学检测能够通过多组学检测方式，从亚健康、患病趋势两个角度进行综合评估，同时结合酸碱平衡、自由基水平、生化相对指标、激素水平等多项指标得出分项评估，锁定发病根源。身体的健康密码与疾病的线索，都藏在体检报告的一项项健康数据中，依靠科学、专业、有效的报告解读，明确健康值、危险值、预警值。

个体化的健康地图（图 4-10）提示重度氧化还原失衡和重度的慢性炎症失衡，分项报告（图 4-11）中氧化炎症指标中糖化终产物增高、AA/EPA 超标，提示了机体存在慢性炎症；营养代谢指标中叶酸基因缺陷提示血管损伤的风险增加。功能医学检测针对的是全身各器官功能状态、修复能力的总体评估，是对身体健康状况的实时评估，即没有症状的，可以早期量化疾病风险。

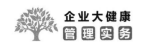

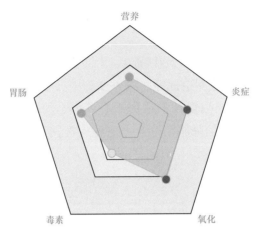

氧化还原失衡(氧化)——重度
糖化终产物升高/血糖偏高/血脂异常或临近异常/
营养元素缺乏/睡眠不足/吸烟或二手烟/运动不足

慢性炎症失衡(炎症)——重度
糖化终产物升高/膳食结构不合理/肠道菌群紊乱/同型
半胱氨酸偏高/睡眠不足/经常晚睡/吸烟或二手烟/经常
久坐/AA升高/AA/EPA升高

肠道菌群失衡(胃肠)——中度
睡前进食/肠道菌群紊乱/经常吸烟/运动不足或久坐

营养代谢失衡(营养)——中度
叶酸代谢略差/膳食结构不合理/营养元素缺乏/钙镁比
升高/睡眠不足

毒素累积(毒素)——轻度
不良饮食偏好/肠道菌群紊乱/睡眠不足或晚睡/吸烟
或二手烟/运动不足

图 4-10 个体化健康地图

	糖化终产物 (AGEs)	2.4↑	<2U/mL
	辅酶Q10	189↑	57~184μg/dl
氧化及炎症	EPA	45	37.9~224μg/dl
	AA	1210↑	441~840μg/dl
	AA/EPA	26.9↑	4.1~11.9
	镁	26.1↓	40~100μg/g
	钙	382	160~500μg/g
	钙/镁	14.6↑	<10
	铬	1.35	0.8~1.6μg/g
营养代谢	锌	236	120~240μg/g
	硒	0.65↓	0.7~1.1μg/g
	叶酸代谢MTRR c.66A>G	AA	AA
	叶酸代谢MTHFR c.1298A>C	AC	AA
	叶酸代谢MTHFR c.677C>T	CC	CC

图 4-11 功能医学评估——分项报告示例

第五节 健康干预

健康干预是健康管理的重要步骤和核心内容，是促进健康水平的关键环节和慢性病综合防治的重中之重。健康干预建立在体检评估基础上，根据已确诊疾病和潜在疾病风险因素进行层级管理，达到维护健康和促进健康的目的。

一、健康干预的主要类型

健康干预的主要任务是预防或避免危害健康行为、促进和保持健康行为，具体来说企业健康管理中应用最广泛的健康干预类型有：健康教育和健康促进、行为生活方式干预、营养运动干预、健康风险管控、精神心理干预、慢性病管理、健康咨询和就医指导。

二、健康干预的一般流程

健康干预可以通过主动或被动地摒弃不健康行为方式，以消除或控制各类可变的健康危险因素，如不合理饮食、缺乏运动、吸烟酗酒等不良生活方式。通过病因预防、早诊早知、降低疾病发生率。可遵循以下流程，实现个体精准干预，最大程度提高健康干预效果。完整的健康干预服务体系应包含：收集健康数据、预测和评估风险、建立电子档案、制订干预方案、实施干预治疗、落实健康监测、随访和效果评价（图4-12）。

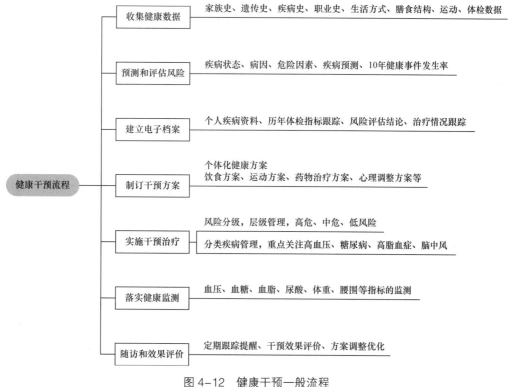

图4-12 健康干预一般流程

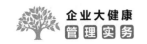

三、健康干预的原则

健康干预的原则包含以下内容：

（1）预防为主、防治结合的原则。

（2）早期干预、病因预防的原则。

（3）与日常工作生活相结合的原则。

（4）循序渐进、逐步改善的原则：将干预实践合理划分，每阶段针对一个主要问题。

（5）点滴做起、持之以恒的原则：充分认识健康干预是一个长期过程。

（6）及时提醒、指导督促的原则：树立群体榜样，适用激励手段，提倡互帮互学。

（7）倡导干预方案个性化、具体化和人性化原则。

（8）知情同意原则：使干预对象理解，提高主动接受健康干预的依从性。

四、健康干预的实施

健康干预的实施需要严格依据所制订的阶段性干预目标，分阶段实施针对隔离健康危险因素的干预计划。在整个方案实施的过程中，及时做好跟踪、随访、阶段性效果评价和干预计划的调整优化工作。具体如下：

（1）成立专家小组：为确保健康干预的科学性，需组建由多位健康管理专家构成的专家小组，负责健康干预短期和长期目标的确立，制订干预过程中各岗位工作职责，实施健康风险评估分级管理，撰写健康干预现场实施方案和调整优化方案，进行健康干预工作的业务培训和咨询。

（2）成立一线健康干预团队：由经过考核的专业健康管理员组成，负责健康干预计划的具体实施，定期对干预对象的跟踪随访，及时了解干预对象健康状况，收集完善各项检查指标，并提交专家组。

（3）个体健康干预：积极矫正不健康的行为生活方式和不良生活习惯，积极控制肥胖、血压异常、血糖异常、血脂异常等危险因素。

（4）群体健康干预：针对群体中大量处于"亚健康状态""疾病早期"等不同健康状态的个体，应找到各阶段共同点，划分不同健康层级，有针对性地利用健康教育、健康促进、健康监测和不良生活行为矫正等分级干预活动。

五、慢性病管理规范

（一）定义

常见的慢性病类型主要是心血管疾病、癌症、慢性呼吸系统疾病和糖尿病。慢性病管理内容包括常见慢性病，以及与慢性病相关疾病的预防、控制状况、病因和治疗措施。

（二）目的

慢性病管理旨在最大程度降低慢性病风险，并监控患有慢性病员工的健康状况。

（三）适用范围

企业慢性病管理是建立在员工健康信息收集和风险评估基础上，针对已确诊疾病及其风险因素随访跟踪、行为矫正，定期检测、连续监测等综合干预管理的医学行为及过程，主要包括慢性病的早期筛查、慢性病风险预测、预警和综合干预，以及慢性病人群的综合管理、慢性病管理效果评估等。

（四）组成部分

采集健康状况信息、预测和评估风险、建立电子健康档案、设计健康干预方案、实施干预治疗、定期监测、随访及效果评价。

（1）电子档案变量：年龄、性别、身高、体重等基本信息均来自 SAGE 项目问卷。慢性病包括关节炎、心绞痛、糖尿病、慢性肺部疾病、哮喘、高血压、抑郁。调查员询问"您是否被医生诊断过患有（疾病）？"，通过受访者自报"是""否"收集；吸烟状况分为：从未吸、目前不吸、目前吸；饮酒状况分为：从不饮、重度饮酒（过去 7d 中，每日饮酒量为 5 个以上标准饮酒单位的日数不少于 4d）、非重度饮酒；体力活动：采用全球体力活动问卷作为测量工具，将体力活动水平分为低、中、高等级；BMI 和中心性肥胖：定义 BMI $\geqslant$ 28.0kg/m^2 为肥胖，男性腰臀比不小于 0.90、女性腰臀比不小于 0.85 者定义为中心性肥胖。

（2）定期监测指标：根据 WHO 阶梯式监测框架方案和问卷指标体系，并遵循监测方法的可测量性、科学性和可行性的原则，慢性病及危险因素监测涵盖问卷、体测和实验室检测的"1+X"阶梯式监测内容与指标体系。"1"代表核心指标，指各年度监测保持不变的指标；"X"代表扩展指标和可选指标，指在核心指标的基础上，根据当前慢性病防控及研究的热点增加的指标，部分扩展指标也逐渐固定为核心指标。覆盖《中国防治慢性病中长期规划（2017—2025 年）》的慢性病及危险因素相关问题、《健康中国行动（2019—2030 年）》59 项慢性病相关指标的 30 项指标、WHO 监测框架所提出的 25 个监测指标。

目前监测问卷内容纳入了吸烟、饮酒、膳食、身体活动和口腔健康行为等慢性病主要危险因素指标，高血压、糖尿病、血脂异常、慢性肾病等主要慢性病患病及控制指标、健康体检、女性两癌筛查等健康指标；身体测量内容包括身高、体重、腰围和心率等指标；实验室检测包括 FPG、口服 75g 无水葡萄糖后 2h 血糖、糖化血红蛋白和血脂四项。

（五）管理要求

管理要求包含以下内容：

（1）制订年度体检计划，组织和协调员工参加健康体检和筛查。

（2）指派专人落实健康管理工作，及时查阅员工体检报告，解读并筛选分类。

（3）制订健康改进计划并督促员工健康改进措施。

（4）指派专业健康管理人员将健康高风险情况纳入健康管理项目。

（5）提供必要的健康咨询和救助。

（6）实施健康监测，包括但不限于问诊、血糖、血脂、血压的监测。

（7）监督和鼓励员工做运动和均衡饮食。

（8）组织员工适岗评估，确定慢性病患者是否适合项目现场工作。

（9）指定部门或具体人员了解其员工的健康状况，登记慢性病患者的资料，包括慢性病类型、病史和治疗等。医生团队随访服务规范详见附录五。

（10）对于适合工作的慢性病患者，实施健康监测要求，并确定员工是否服用足够的治疗药物。

（11）对于不适合在现场工作的慢性病的员工，应分配轻松的工作。在严重的情况下，按企业人事制度执行。

（12）组织员工在离开项目现场进行常规健康检查，判断员工是否适合长途旅行，并检查员工是否有足够的治疗药物，以应对紧急情况的回程。

（13）对于身体不适合长途旅行的慢性病患者，医生提供适当的治疗，在身体状况良好后，离开项目。

（六）信息汇总、分析与利用

通过面对面访谈、电话、微信、手机 App、网络在线随访等方式建立联系，收集生活方式及行为危险因素改善情况，再次收集个人健康相关信息，结合个人当前的健康改善情况调整服务内容。

在个人健康管理的基础上，对特定服务人群的信息进行汇总，分析群体水平管理的效果指标，形成以人群为基础的评估报告，并提出慢性病管理的建议、措施等。

随访和效果评价主要内容包括但不限于：

（1）个人健康知识知晓情况。

（2）个人行为危险因素改变情况。

（3）个人体格测量、实验室检测及临床辅助检测指标变化情况。

（4）个体慢性病发生危险程度变化情况。

（5）个体慢性病并发症发生情况。

（6）个体对服务的依从性情况。

（7）个体对服务的满意度等。

随访频率为：

（1）对于一般个体，每年随访不少于一次。

（2）对于高危个体，至少每三个月随访一次。

（3）对于患者，根据临床规范进行。

第六节　企业医务室管理模式

2019 年 11 月 4 日，国家规划发展与信息化司发布《关于推进健康企业建设的通知》，鼓励企业可依照标准设立医务室或紧急救援站，提供医疗急救及健康管理等服务。企业健康需求逐渐向多层次、多元化、立体化的企业健康管理体系演化和发展。以现场医务室为载体，针对企业员工及企业集体人群的健康危险因素，为员工提供一站式、全维度、照护式就医服务体验。

一、医务室筹建

企业医务室的筹建包括：

（1）医务室资质申请与更新。

（2）制度建设。

（3）现场医疗团队建设与培训。

（4）医务室设计与硬件设施配备。

（5）耗材、药品管理及医疗废物处理。

（6）医务室的运营支持。

二、驻场医生主要职责及工作范围

驻场医生主要职责及工作范围包括：

（1）提供全科诊疗服务，现场坐诊、定期巡诊，为重大活动提供医疗服务支持。

（2）医务室紧急联络电话接听答复，处理急诊服务及突发事件。

（3）体检联系、解读体检报告、开展适岗评估、疾病风险预测和评估。

（4）建立员工健康档案（建档管理规范详见附录四），实施基本健康监测、慢性病管理，以及健康状况统计分析。

（5）就医保障，提供外院门诊预约、患病员工看护、就医陪同、转诊及后续跟进。

（6）医疗器械的规划、采购、日常管理和维护，医疗废弃物的管理。

（7）急救箱及 AED 的巡查、物资补充及维护。

（8）防疫支持，传染病防控、管理，以及防疫物资的采购、储备、管理、发放。

（9）健康管理及促进：

①定期开展健康卫生的宣传教育活动。

②公共卫生事件的防控。

③每月发布常见病、流行病和疾病预防保健指导。

④职业病事故调查。

（10）紧急医学救援：

①建立医疗健康紧急事件的响应机制（上报时限及流程）。

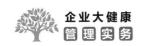

② 医学急救培训、演习及实践操作。

③ 建立义务急救员队伍，管理急救用品。

④ 公共卫生事件应急演练。

⑤ 卫生及医疗事件的危机干预。

三、医疗服务管理标准操作规程

（1）医疗服务管理：组织结构管理、诊所医护人员职责、患者注意事项、医疗机密管理、病历档案管理、工作相关危害管理、传染病控制管理、岗位暴露预防管理、职业健康管理。

（2）项目管理：健康卫生报告、疫苗接种、健康体检、健康促进培训，医疗应急响应体系。

（3）质量 QA 控制管理：档案书写标准、工作地点规章制度、报告制度、会议制度、医疗器械维护制度、医疗库消存管理、应急反应医用包、急救包、报警信号、有效的医疗资源、消毒管理、医疗废物处理、调查问卷管理制度、内部审计。

（4）行政管理：现场管理、HSE 管理制度、档案管理、文具管理、参观规程、保密协议。

（5）人力资源管理：个人资料、资格评定、员工培训、休假制度。

（6）财政管理：采购申报制度、报销流程。

四、企业医疗服务案例

如今企业的员工面临着更加多元、复杂的工作环境，特别是在全球偏远地区工作或身处于医疗资源匮乏区域的人员，他们需要面对更加严峻的医疗风险和就医困难的挑战。在这种情况下，根据用人单位的职工人数和健康风险程度，依据相关标准设置医务室或者急救站，提高疾病管理的效率，解决就医不便的难题，进而优化员工健康管理的工作。现场医务室工作人员应发挥专业特长，做好员工健康咨询和慢性病管理工作。

（一）健康咨询就医指导

尽管常规体检能减少某些疾病的死亡率，但对多数疾病而言，不健康的行为是人们主要的死因。通过健康咨询改变就医者的不健康行为，是预防疾病最有效的方式，是临床预防服务最重要的内容之一，与第一级、第二级和第三级预防都有密切的关系。

根据企业员工疾病危险情况，建议开展的健康咨询内容包括：

（1）劝阻吸烟。

（2）增进体育活动。

（3）增进健康饮食（平衡膳食、控制酗酒）。

（4）保持正常体重。

（5）预防意外伤害和事故。

（6）预防人类免疫缺陷病毒（HIV）感染及其他性传播疾病等。

（二）案例分享——成都高新区推动企业建立首席健康官制度

企业首席健康官（Chief Health Officer，CHO）是指负责构建企业员工健康管理计划的中高层人员，负责对企业员工的健康状况进行管控和分析。企业首席健康官是企业的一个职能岗位，是一种企业文化载体，也是企业商誉的一部分。

成都高新区推动在重点领域、重点行业全面建立"首席健康官"制度，是对企业加强员工健康管理的正向引导。通过探索构建社区健康理事会＋行业健康联席会＋企业首席健康官（健康员）"点—线—面"联动的企业健康管理工作体系，形成全面推动健康管理的工作合力，筑牢企业员工"健康管理"网。根据入驻企业规模，可设立不少于一名楼宇健康管理专员，并视情况由一位企业中层以上人员担任首席健康官。

（三）慢性病管理实施方案

通过收集整合健康信息建立数据库，分级分类的健康干预和监测，降低员工慢性病主要危险因素水平，提高员工高血压、糖尿病、高脂血症、冠心病等疾病的知晓率、治疗率和控制水平。

（1）纳入标准：根据风险评估结果，分为低风险组、中风险组及高风险组。

（2）入组方法：通过解读体检报告、疾病咨询时和员工主动报名等方式，在员工自愿且符合条件的情况下，纳入干预治疗方案。

（3）纳入人数：根据实地报名情况及医务室人员配备情况，每次启动项目少于100人为宜，采取滚动式不间断纳入方式。

（4）项目时限：一年为一个项目周期，定期（高风险组三个月，中、低风险组六个月）集中进行各项指标复查及面诊，期间持续做定期随访，配合饮食，以及运动心理专家的讲座或指导进行健康干预（图4-13）。

（5）建立健康档案：及时、准确、如实记录员工健康咨询、随访、诊疗相关信息，上传病历资料，及时更新。病情加重或病情不稳定的员工，如有健康趋势恶化风险，按需升级，及时做好信息上报和转运计划。

对于慢性病、疾病前期状态和骨骼肌肉类疾病相关的健康管理需要不断地细化完善，落实健康监测方面实现了"一人一档"，并及时跟进慢性病的治疗及健康改进。

（6）干预方案：

①层级管理。

企业根据采集的员工健康相关信息，结合健康检查结果，分析健康危险因素，评估患病风险，分类制订健康干预方案，针对不同人群开展分层级的健康管理和指导（表4-3）。企业应组建健康指导队伍实施医疗干预工作，医生团队随访服务规范详见附录五。

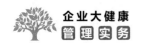

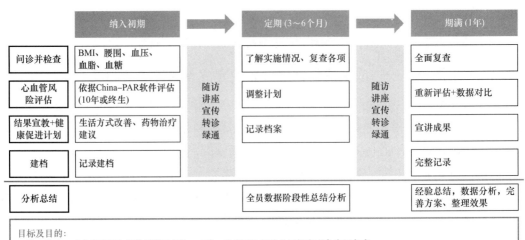

	纳入初期		定期(3～6个月)		期满(1年)
问诊并检查	BMI、腰围、血压、血脂、血糖	随访讲座宣传转诊绿通	了解实施情况、复查各项	随访讲座宣传转诊绿通	全面复查
心血管风险评估	依据China-PAR软件评估(10年或终生)		调整计划		重新评估+数据对比
结果宣教+健康促进计划	生活方式改善、药物治疗建议		记录档案		宣讲成果
建档	记录建档				完整记录
分析总结			全员数据阶段性总结分析		经验总结，数据分析，完善方案、整理效果

目标及目的：
一学：学会一套自我管理和日常保健的方法；二改：改变不合理饮食习惯和不良生活方式；
三减：减少用药量、住院费、医疗费；四降：降血脂、降血糖、降血压、降体重，即降低慢性病风险因素。

图 4-13　慢性病管理流程

表 4-3　慢性病分级管理措施及随访频次

高风险组	管理对象：已确诊慢性病（如高血压、糖尿病等），评估高风险情况。 内容主要包括：患者自我管理、个体化药物治疗跟踪、物理治疗、针对个人生活方式及行为危险因素进行全面个体化干预及矫正，包括膳食营养、身体活动、烟草使用、酒精使用、心理、睡眠等方面。对员工进行日常健康监测和评估，包括但不限于：监测问诊、体重、呼吸、脉搏、血压、心率、心电图，存在血糖异常的人员应监测血糖。存在血压、心率、心电图、血糖异常的员工，每两周至少监测一次。其他人员每两个月至少监测一次
中风险组	管理对象：健康指标（如血脂）存在显著异常，风险评估结果尚未达到高风险。 内容主要包括：结合个人健康需求，针对个人的生活方式及健康行为因素，优先选择一种危险因素进行干预及行为矫正。由医生及相关专业人员开具个体化健康营养处方、运动处方、戒烟处方、心理干预处方等
低风险组	管理对象：健康状况整体良好、未发现疾病、健康指标无显著异常的员工。 工作内容：通过健康咨询、健康教育和健康促进项目，普及推广膳食营养、身体活动、烟草使用、酒精使用、心理睡眠等方面

② 分类管理。

心脑血管系统慢性疾病：每年提供至少四次跟踪随访，并记录、上传相关资料。

（a）按照健康监测计划完成监测项目并记录。

（b）询问上次跟踪随访到此次随访期间的症状，重点询问是否出现过危急情况，如出现血糖不低于 16.7mmol/L 或不高于 3.9mmol/L，血压收缩压不低于 180mmHg、舒张压不低于 110mmHg，出现意识或行为改变、心悸、胸痛等危重症状。对于出现急症者，详细询问并上传病历资料。

（c）询问生活方式，包括饮食（摄盐情况、主食摄入情况等）、吸烟、饮酒、运动等。

（d）了解员工并发症、服药情况，了解所患其他疾病的病情进展。

健康干预：

（a）对病情控制满意（收缩压低于140mmHg且舒张压低于90mmHg，空腹血糖值低于7.0mmol/L，无急性发作症状出现）、无药物不良反应、无新发并发症或原有并发症无加重的员工，记录信息并预约下一次随访时间。

（b）对病情控制不满意，或出现新发症状、并发症加重或药物不良反应者，返回项目现场时再次随访并询问就诊情况。

（c）提供有针对性的健康教育，与员工一起制订生活方式改进目标并在下一次随访时评估进展，并告诉员工出现哪些异常症状时应立即就诊。

其他疾病：对脂肪肝、脏器囊肿、结石、结节等疾病，提供每年至少两次随访。

（a）询问上次随访到此次随访期间的症状。

（b）重点询问是否出现过疾病相关危急情况，如急腹症、感染、结石嵌顿、脏器功能显著异常等，并了解就诊情况，记录信息。

（c）记录或上传更新的疾病相关检查检验、诊疗记录等信息。

（d）询问疾病相关生活方式及风险因素控制情况。

（e）了解员工服药情况。

健康干预：

对病情稳定、无脏器功能异常、无新发并发症或原有并发症无加重的员工，记录信息并预约下一次随访。

（a）对病情不稳定或出现药物不良反应者，返回项目现场时再次随访并询问就诊情况。

（b）提供针对性的健康指导，与员工一起制订健康改进计划和目标并在下一次随访时评估进展，并告诉员工出现哪些异常症状时应立即就诊。

第 **五** 章

医 疗 保 障

第一节　制度保障

我国能源资源分布广泛但不均衡。石油、天然气资源主要分布在东部、中部、西部地区和海域，煤炭资源主要分布在华北、西北地区，水力资源主要分布在西南地区。各能源开采企业项目多位于偏远山区、沙漠、戈壁、海上及海外国家和地区。这些远离城市乃至贫穷、落后或社会安全较差的国家和地区，工作环境艰苦、传染病高发、医疗资源匮乏、医疗水平低下。企业员工在生产、生活中突发疾病，很难得到及时有效的救治，直接影响员工的身心健康。

因此，加快偏远地区企业医务室或急救站建设迫在眉睫。为使医务室和急救站的医务人员顺利开展各项医疗工作，完善并强化管理，保障企业员工享受优质、安全、有效、方便的医疗服务，各医务室和急救站应建立健全各项规章制度，包括：首诊负责制、院前急救管理制度、急诊绿色通道管理制度、急危重患者抢救制度、急诊留观服务制度、转诊制度、值班及交接班制度、查对制度、特定传染病医疗救治制度、传染病防治及疫情报告制度、医疗器械设备使用管理制度、药品使用管理制度、医疗服务保障制度、医疗废物管理制度、医疗器械消毒制度、门急诊预防感染管理制度等。

第二节　偏远地区医务室或急救站标准化建设

根据偏远地区项目企业员工人数，结合项目周围环境、附近医疗机构分布、经济性和可持续性等情况，设立项目医务室或急救站，承担急救、卫生防疫、健康管理、疾病诊治和心理健康服务等功能，并依据《中央企业境外机构（项目）医务室和急救站建设指导意见（试行）》的有关要求进行资源配置适当增减。

一、偏远地区健康风险等级评估

企业员工长期在偏远地区生产、生活，其身心健康受职业特征、自然环境、社会及人文环境、医疗环境等诸多风险因素的影响。企业管理人员及医务人员应对项目所在地有可能影响员工健康的风险因素进行识别、分类，认真评估风险等级，做好医疗、健康、安全保障措施，保证企业生产活动正常运行。

（一）健康风险因素分类、量化评估值和分值

健康风险因素分类、量化评估值和分值见表 5-1。

表 5-1　健康风险因素分类、量化评估值和分值

因素	分类	量化评估值	分值
职业病危害	工种类别	操作工种，重体力作业	5 分
		操作工种，中体力作业	4 分
		操作工种，轻体力作业	3 分
		专业技术人员	2 分
		行政管理、后勤服务等各工种	1 分
	环境因素	最热月平均最高气温≥45 ℃；最冷月平均气温＜-25 ℃；工作地海拔≥5500m	5 分
		40 ℃≤最热月平均最高气温＜45 ℃，如伴有高气湿（相对湿度≥80%RH）或处于沙漠地带提高一级；-25 ℃≤最冷月平均气温＜-15 ℃，如伴有高气湿（相对湿度≥80%RH）提高一级；4000m≤工作地海拔＜5500m	4 分
		35 ℃≤最热月平均最高气温＜40 ℃，如伴有高气湿（相对湿度≥80%RH）或处于沙漠地带提高一级；-15 ℃≤最冷月平均气温＜-5 ℃，如伴有高气湿（相对湿度≥80%RH）提高一级；3000m≤工作地海拔＜4000m	3 分
		30 ℃≤最热月平均最高气温＜35 ℃，如伴有高气湿（相对湿度≥80%RH）或处于沙漠地带提高一级；-5 ℃≤最冷月平均气温＜5 ℃，如伴有高气湿（相对湿度≥80%RH）提高一级；2000m≤工作地海拔＜3000m	2 分
		最热月平均最高气温＜30 ℃；最冷月平均气温≥5 ℃；工作地海拔＜2000m	1 分
	有毒动植物	可能致死	5 分
		症状重，有后遗症	4 分
		症状较重，无后遗症	3 分
		症状一般，可以治愈	2 分
		症状较轻，容易治愈	1 分
	预期或实际检测结果超标的危害因素	超标危害为《高毒物品目录》所列化学因素、《危险化学品目录》中的剧毒化学品、石棉纤维粉尘、含游离二氧化硅 10% 以上粉尘、放射性因素	5 分
		超标危害为除上述条款之外的毒物及生物因素	4 分

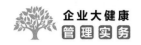

因素	分类	量化评估值	分值
职业病危害	预期或实际检测结果超标的危害因素	超标危害为除上述条款之外的粉尘及高温、低温、高气压、低气压、高原低氧、噪声、振动、激光、紫外线、红外线、微波	3分
		超标危害为工频电磁场、高频电磁场、超高频电磁场	2分
		无超标危害	1分
传染病	传染病	项目所在国出现霍乱、肺鼠疫、黄热病、病毒性出血热（埃博拉热、拉萨热、马尔堡热）、西尼罗热、登革热、裂谷热、脑膜炎球菌病、由野毒株引起的脊髓灰质炎、新亚型病毒引起的人流感、严重急性呼吸道综合征、中东呼吸综合征、肺炭疽和人感染高致病性禽流感等传染病病例	5分
		项目所在国周边国家出现霍乱、肺鼠疫、黄热病、病毒性出血热（埃博拉热、拉萨热、马尔堡热）、西尼罗热、登革热、裂谷热、脑膜炎球菌病、由野毒株引起的脊髓灰质炎、新亚型病毒引起的人流感、严重急性呼吸道综合征、中东呼吸综合征、肺炭疽和人感染高致病性禽流感等传染病病例	4分
		项目所在国发生艾滋病、病毒性肝炎、脊髓灰质炎、甲型H1N1流感、麻疹、流行性出血热、狂犬病、流行性乙型脑炎、炭疽、细菌性和阿米巴性痢疾、肺结核、伤寒和副伤寒、流行性脑脊髓膜炎、百日咳、白喉、新生儿破伤风、猩红热、布鲁氏菌病、淋病、梅毒、钩端螺旋体病、血吸虫病、疟疾等传染病的暴发与流行，如其发病率超过1000/10万，提高一级	3分
		项目所在国发生流行性感冒，流行性腮腺炎，风疹，急性出血性结膜炎，麻风病，流行性和地方性斑疹伤寒，黑热病，包虫病，丝虫病，除霍乱、细菌性和阿米巴性痢疾、伤寒和副伤寒以外的感染性腹泻病，手足口病等传染病的暴发与流行，如其发病率超过1000/10万，提高一级	2分
		项目所在国未出现霍乱、肺鼠疫、黄热病、病毒性出血热（埃博拉热、拉萨热、马尔堡热）、西尼罗热、登革热、裂谷热、脑膜炎球菌病、由野毒株引起的脊髓灰质炎、新亚型病毒引起的人流感、严重急性呼吸道综合征、中东呼吸综合征、肺炭疽和人感染高致病性禽流感等传染病病例，其他传染病为散发	1分
社会心理	社会安全风险等级	极高风险Ⅰ级	5分
		极高风险Ⅱ级、Ⅲ级	4分
		高风险	3分
		中等风险	2分
		低风险	1分
	平均休假周期	超过6个月休假一次	5分
		每4～6个月休假一次	4分
		每3个月休假一次	3分

续表

因素		分类	量化评估值	分值
社会心理		平均休假周期	每 2 个月休假一次	2 分
			每 1 个月休假一次	1 分
医疗支持能力	伤病员转运	到一级或以上级别综合医院所需时间	所需时间＞24h	5 分
			12h＜所需时间≤24h	4 分
			4h＜所需时间≤12h	3 分
			1h＜所需时间≤4h	2 分
			所需时间≤1h	1 分
	依托医疗机构水平	诊所或社区卫生服务站	床位：无	5 分
			科室：全科	
			设备：血压计、听诊器	
		社区卫生服务中心	床位：1～19 张	4 分
			科室：内科、外科	
			设备：心电图机、吸痰器	
		一级综合医院	床位：20～99 张	3 分
			科室：急诊科、内科、外科、预防保健科	
			设备：心电图机、体外除颤仪、必要的手术器械	
		二级综合医院	床位：100～499 张	2 分
			科室：除上述科室外，设有麻醉科、传染性疾病科、皮肤科、五官科、ICU	
			设备：呼吸机、心电监护仪、X 光机、B 超	
		三级综合医院	床位：500 张及以上	1 分
			科室：除上述科室外，设有康复科、营养科	
			设备：核磁、DSA、CT、血液透析器、内镜（腹腔镜、气管镜、胃肠镜）	
人员		人员数量	≥1000 人	5 分
			500～999 人	4 分
			200～499 人	3 分
			50～199 人	2 分
			＜50 人	1 分

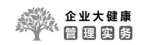

续表

因素	分类	量化评估值	分值
人员	45周岁以上人员比例	人员比例≥40%	5分
		30%≤人员比例<40%	4分
		20%≤人员比例<30%	3分
		10%≤人员比例<20%	2分
		人员比例<10%	1分
	需服药治疗的慢性疾病员工比例	员工比例≥20%	5分
		15%≤员工比例<20%	4分
		10%≤员工比例<15%	3分
		5%≤员工比例<10%	2分
		员工比例<5%	1分
其他不可控因素	自然灾害、突发战争等	由涉外单位根据项目的具体情况自行评估	1～5分

（二）健康风险因素权重、计算公式及风险等级判定

1.权重

健康风险因素权重见表5-2。

表5-2 健康风险因素权重

因素	权重
职业病危害	5%
传染病	20%
社会心理	5%
医疗支持能力	50%
人员	10%
其他不可控因素	10%
合计	100%

2.计算公式

健康风险评估值＝职业病危害各因素的平均得分×5%＋传染病的得分×20%＋社会心理各因素的平均得分×5%＋医疗支持能力各因素的平均得分×50%＋人员各因素的平

均得分 ×10% + 其他不可控因素的得分 ×10%。

3. 健康风险等级判定

健康风险等级判定见表 5-3。

表 5-3 健康风险等级判定

健康风险等级	健康风险程度	健康风险评估值
IV级	低风险	评估值≤2
III级	中风险	2＜评估值≤3
II级	高风险	3＜评估值≤4
I级	极高风险	评估值＞4

二、药品及医疗耗材配置

医务室可根据所处地区传染病流行情况、员工主要疾病谱、药品可获得性、员工数量等因素，酌情调整医务室药品及耗材配置清单。其中西药建议以项目当地采购为主，并可根据药品英文名称和功能在所在国家寻找替代药品。配置清单见第八章。

三、人员配置

（一）医务人员配置

（1）中方员工在 100 人以上的项目医务室，应至少配备一名医务人员（优先配备全科医师），可根据服务员工数量、项目所在地地理位置及周围医疗资源情况酌情增加。

（2）中方员工低于 100 人的项目医务室，可根据服务员工数量、项目所在地地理位置及周围医疗资源情况酌情配置急救员或医务人员。

（3）上述医务人员可考虑配备中医医师或中西医结合医师。

（二）医务人员执业资质

医务人员为中国籍的，应具备中国相应的执业资质，并获得相应的执业证书，如执业医师证书、执业护士证书等。境外项目所聘用国外的医务人员必须验证其执业证书。中国籍医务人员在未取得项目所在国执业资质或许可的情况下，仅能为项目中方员工提供内部健康服务，境外项目要充分认识并防范相关法律风险。同时，医务人员每年都需要进行专业培训。

（三）医务人员主要职责

医生主要提供急诊及全科医疗服务，负责将突发急症患者从项目所在地转运至附近

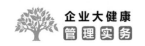

高水平医院救治，同时对员工进行必要的急救培训和健康知识普及。护士主要职责为协助医生开展诊疗、护理伤病员和体检等工作。检验师主要为项目员工提供生物样本检验和结果解读服务。医务人员应主动参与指导境外项目员工的健康管理和现场的卫生防疫工作。

医务人员工作职责、资质和技能要求及审查方式见表5-4。

表5-4　医务人员工作职责、资质和技能要求及审查方式

职责及任务	资质和技能		审查方式
专业医疗人员			
急诊医学（院前急救）	医生		
（1）应急处理、危重病人或创伤（受伤）员工的复苏和稳定、规范急诊抢救。 （2）通过提供、补充、检查急救箱和AED来管理急救服务。 （3）提供急救培训。 （4）参与紧急医疗应急反应及演习。	本科学历		认证
	毕业后至少三年工作经验		工作经验
	需要急诊医学经验		工作经验
	入职培训		工作经验
基础门诊病人服务	特殊证明		认证
（1）住院和日间护理包括咨询、治疗和小手术。 （2）与远程医师会诊后将病人转运到其他医疗机构进行救治。 （3）维护诊所良好运营（装备、药品和消耗品）。 （4）远程上级医生的指导。	BCLS（基础心脏生命支持）和ACLS（高级心脏生命支持）		
	ITLS（交互式创伤生命支持）		
职业健康	急救医生和护士		
	急救/护理文凭		认证
（1）病人离开现场前的健康评估。 （2）汇报工伤（按照国际行业规范和当地管理要求）。 （3）汇报所有可疑职业病病例。 （4）毒品和酒精测试。	毕业后至少三年工作经验		工作经验
	需要急诊医学经验		工作经验
	入职培训		工作经验
工作现场健康（群体职业健康）	特殊证明		认证
（1）工作现场卫生检查。 （2）检查餐厅/厨房。 （3）进行工作现场检查。 （4）进行生活区检查。 （5）控制传染性疾病，包括监督传染媒介控制。 （6）饮用水卫生	BCLS（基础心脏生命支持）和ACLS（高级心脏生命支持）		
	ITLS（交互式创伤生命支持）		

（四）医务人员岗前培训

医务人员在正式上岗前应接受远程医疗平台等专业机构提供的统一培训，同时每年须进行不少于20学时的专业培训。培训内容包括但不限于常见病诊疗培训、急救知识培训、基本医疗操作培训、急救包使用培训、转诊流程培训、本地流行病防疫培训、食物中毒处置培训、医疗管理制度培训、中医药基本知识和技能培训等。

四、派驻医生现场医疗服务内容

（一）现场诊疗

派驻医生应及时、准确、如实地记录项目现场员工就诊咨询的病历。

（1）建立健康档案：原则上只要员工接受过出国体检，即可在HSE系统查到员工信息，如系统无员工信息，则在就诊时详细问诊并记录。

（2）就诊记录：重点记录员工过敏史、血型。其他记录信息包括但不限于：现病史、既往史、症状主诉、体格检查、疫苗接种史、家族史、用药情况等，主动询问员工生活方式，如饮食、运动、烟酒、睡眠、精神状态。

（3）诊疗建议：记录用药（包括剂量和疗程），为员工提供用药指导和健康教育。

（二）健康监测

（1）结合员工外出/出境前健康体检结果，建立重点监测人群档案，并对其实施动态监测及干预。

（2）利用项目医务室现有设备或便携式可穿戴设备等对重点监测人群特定健康指标予以监测，及时、准确地记录监测指标变化情况。

（3）结合重点监测人群健康指标变化情况，实时动态调整健康干预方案。

（三）急救转运

（1）医务室或急救站医务人员应结合实际情况（设备、设施及医疗资源）对急危重症员工予以积极救治，评估员工病情。

（2）现场无法满足员工精准救治时，现场医务人员快速组织协调，将员工从项目现场或营地转运到附近医疗机构，确保员工得到及时救治，保证员工生命健康安全。

（3）详细记录现场急救、抢救过程，救助措施，用药及现场患病员工实际病情评估等情况，供后续救治参考。

（四）药品管理

（1）药品申报入库：按照项目现场实际用药的种类，健康管理人员在HSE系统"药品管理"模块进行药品申报，通过后该药品便会在系统里生成，就诊记录药物发放后，

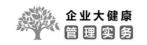

系统支持自动减库存。

（2）药品维护：健康管理人员每月至少一次对现场药品进行盘点，结合项目用药量，及时补充库存。

（五）设备管理

（1）录入：健康管理人员须在 HSE 系统录入现场所有医疗设备（如显微镜、心电图机、制氧机或氧气瓶、吸痰装置等），以及急救设备（如 AED、急救箱）的数目和位置。

（2）维护：健康管理人员须定期检查所有医疗设备并记录于 HSE 系统。

（3）校准校验：设备应按照厂家说明书指示进行年度校准检验，并将信息录入 HSE 系统。

（4）项目现场配有所有医疗设备的使用说明书，供健康管理人员参考学习。

（六）医务室 / 急救站信息维护

项目现场诊所医务人员、健康管理人员信息须录入 HSE 系统"基础配置"模块，当发生变更时，及时更新 HSE 系统信息。

（七）周边医疗资源

项目周边医疗资源配置情况对项目健康管理至关重要，是医疗转诊、转运的关键。健康管理人员应搜集所有可获得的信息，了解项目所在区域、国家、邻国的医疗资源配置情况，积极主动地学习项目以往转诊、转运案例的处置情况，并将所有信息整理录入 HSE 系统"医疗资源"模块。

（八）传染病管理

1. 疫苗管理

健康管理人员组织并督促本单位员工填写个人疫苗接种信息。

2. 疟疾管理

（1）个人申请：员工出国前需进行健康审核申请，项目单位需进行接收审批。

（2）疟疾药品管理：健康管理人员将项目现场预防疟疾药物情况录入 HSE 系统"药品管理"模块并维护。

（3）耗材管理：健康管理人员将项目现场疟疾快速诊断试剂盒（RDT）录入 HSE 系统"疟疾管理"模块，每使用一盒须将显微镜检查结果图片上传。

（4）疟疾病例报告：确诊疟疾病例后，健康管理人员须及时在 HSE 系统"疟疾管理"模块填写报表，将系统报表导出后发送邮件至相关管理层（替代只发送邮件的形式）。

3. 其他传染病管理

（1）健康管理人员定期通过 HSE 系统"传染病管理"模块，查阅媒体、各个项目单位、国际海关发送的传染病相关资讯，了解所在项目传染病风险及趋势。

（2）认真学习本单位及上级单位公共卫生应急预案规定的传染病上报标准，按照规定协助本单位 HSE 执行传染病事件的预警和响应。

（3）信息发布：传染病信息发布由总部负责信息处理及发布，健康管理人员须及时关注邮件、短信通知，做好响应准备。

第三节 健康监测

一、健康监测的人群

健康监测人群包含海内外偏远地区项目中所有员工，其中重点需要监测的人员包含有慢性疾病史人员、亚健康人群、体检报告提示"五高"[高血压、高血脂、高血糖、高尿酸、高体质指数（BMI）]或造成个人健康水平下降的人员。

二、健康监测的健康指标

慢性病管理及健康监测是指对慢性非传染病及其风险因素进行定期检测、连续监测、评估与综合干预管理的行为及过程。健康监测不仅靠医生实施，更要依靠员工进行自我管理，不断提高员工对血压、血糖、血脂、尿酸、体质指数等慢性病指标的监测和评估能力。将以上指标作为常规监测项目，以达到对慢性病的早期筛查、风险预测、预警与综合干预，有助于对高风险人群的综合管理及对管理效果的评价等。同时，员工也要对常用药物的作用及副作用有简单了解，学习健康饮食，进行适当的体育锻炼，掌握行为矫正的基本技能，提高维护自身健康的意识。慢性病管理及健康监测的意义在于显著改善慢性病员工治疗效果，提高企业员工生活质量，避免慢性病恶性发展，减少用药，控制医疗保健成本，节约社会卫生资源，提高幸福指数。主要慢性病及参考指标见表5-5。

表 5-5　主要慢性病及参考指标

疾病名称		参考指标
高血压		140mmHg≤收缩压<180mmHg，和 / 或 90mmHg≤舒张压<100mmHg
糖尿病		空腹血糖≥7.0mmol/L，和 / 或餐后 2h 血糖大于≥11.1mmol/L
血脂代谢紊乱		总胆固醇（TC）>220mg/dl，和 / 或甘油三酯（TG）>160mg/dl，和 / 或低密度脂蛋白（LDL-C）>130mg/dl，和 / 或高密度脂蛋白（HDL-C）<35mg/dl
高尿酸血症		血尿酸（UA）>420μmol/L
体重异常	过低	体重指数（BMI）<18.5
	肥胖	体重指数（BMI）≥28
骨质疏松症		骨密度（T）<-2.5SD

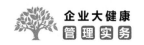

疾病名称	参考指标
白细胞减少	白细胞总数＜$4.0×10^9$/L
血小板减少	血小板计数＜$100×10^9$/L
结石症	超声检查结果：胆囊结石，泌尿系结石
肿瘤、重要器官手术	术后半年以上
心律失常	心电图结果：室速、室扑、室颤、房颤伴预激综合征、频发室早、Ⅱ度房室传导阻滞、Ⅲ度房室传导阻滞、窦性停搏、R-R间期异常
慢性肝炎（非活动期）	肝功能异常
甲状腺毒症（甲亢）	甲状腺功能亢进（TSH）↓、甲状腺功能亢进（FT_3）↑、甲状腺功能亢进（FT_4）↑
甲状腺功能减低	甲状腺功能亢进（TSH）↑、甲状腺功能亢进（FT_3）↓、甲状腺功能亢进（FT_4）↓

（一）血压

血液在血管内不停流动，同时对血管壁产生一定的侧压力，这个压力就是血压。它是推动血液通过血管输送到全身各部位的动力。当心室收缩时，主动脉压急剧升高，在收缩中期达到峰值，这时的动脉血压值称为收缩压；当心室舒张时，主动脉压下降，在心脏舒张末期动脉血压的最低值称为舒张压。

高血压是指以体循环动脉血压（收缩压和/或舒张压）增高为主要特征（收缩压≥140mmHg，舒张压≥90mmHg），可伴有心、脑、肾等器官的功能或器质性损害的临床综合征。高血压是最常见的慢性病，也是心脑血管病最主要的危险因素。正常人的血压随内外环境变化在一定范围内波动。在整体人群中，血压水平随年龄增长逐渐升高，以收缩压更为明显。血压过高容易使血管破裂出血，或是合并血糖及血脂异常，其靶器官更易受损。血压过低，会导致各主要器官供血不足。

血压与体温、心率、呼吸频率均作为生命体征，其稳定性对人体各大系统及主要器官都有重要意义，包括心脑血管系统、内分泌系统等。血压监测的意义在于及时了解血压变化，对提高高血压防控及治疗质量具有重要意义。

（二）血糖

血液中的葡萄糖称为血糖。人体各器官、组织、细胞新陈代谢活动所需的能量大部分来自葡萄糖，因此血糖必须保持一定的水平才能维持人体正常活动的需求。低血糖对人体造成极大的危害，可引起记忆力减退、反应迟钝、昏迷，乃至危及生命，也可以诱发脑血管意外、心律失常及心肌梗塞等；高血糖会引起血管病变，包括主动脉、冠状动脉、脑动脉、肾动脉及周围动脉等动脉粥样硬化。血糖随着进食、食物消化和吸收过程发生变化，所以血糖可用空腹血糖、餐后2h血糖两个数值作为参考。

当血糖值高于正常范围即为高血糖。空腹血糖正常值在 6.1mmol/L 以下，餐后 2h 血糖的正常值在 7.8mmol/L 以下，如果高于这一数值，称为高血糖。正常情况下，人体能够通过激素调节和神经调节这两大调节系统确保血糖的来源与去路保持平衡，使血糖维持在一定水平。但是在遗传因素（如糖尿病家族史）与环境因素（如不合理的膳食、肥胖等）的共同作用下，两大调节功能发生紊乱，就会出现血糖水平升高。

血糖监测是糖尿病人员自我管理中的重要组成部分，其结果有助于评估糖尿病员工糖代谢紊乱的程度，制订合理的降糖方案，反映降糖治疗的效果，并指导治疗方案的调整。目前血糖监测的方法包括利用血糖仪进行指尖血糖监测、持续葡萄糖监测、糖化血红蛋白和糖化白蛋白的检测，其中员工可以自我进行的就是指尖血糖的监测。采用改变生活方式控制糖尿病的员工，通过血糖监测可及时了解饮食和运动对血糖的影响。

不同时间段监测血糖的意义如下：

（1）空腹血糖：主要反映在基础状态下（最后一次进食后 8～10h）、没有饮食负荷时的血糖水平，是糖尿病诊断的重要依据。

（2）餐后 2h 血糖：反映胰岛 β 细胞储备功能的重要指标，即进食后食物刺激 β 细胞分泌胰岛素的能力。测量餐后 2h 的血糖有助于发现可能存在的餐后高血糖，能较好地反映进食与使用降糖药是否合适。

（3）睡前血糖：反映胰岛 β 细胞对进食晚餐后高血糖的控制能力，是指导夜间用药或注射胰岛素剂量的依据。

（4）随机血糖：可以了解机体在特殊情况下对血糖的影响，如进餐的多少、饮酒、劳累、生病及情绪变化等。

（三）血脂

血脂是血浆中的中性脂肪（甘油三酯和胆固醇）和类脂（磷脂、糖脂、固醇、类固醇）的总称。脂质代谢紊乱引起的多种脂质水平异常是导致心脑血管损害等多种疾病的重要因素。血脂水平监测可以为心脑血管疾病的早期诊断、评估心脑血管病的风险、评价治疗效果提供依据。血脂成分中的甘油三酯、胆固醇和低密度脂蛋白越高，则提示患心脑血管疾病风险越高。因此，建议定期监测血脂变化。

（四）血尿酸

尿酸是嘌呤代谢的终产物，随着尿液排出体外。正常人体内尿酸的生成与排泄速度基本恒定。体液中尿酸含量变化可以充分反映出人体内代谢、免疫等机能的状况。

高尿酸是人体内有一种称为嘌呤的物质因代谢发生紊乱，致使血液中尿酸增多而引起的　种代谢性疾病。血尿酸顾名思义是外周血清中尿酸浓度，可通过抽静脉血或指尖血检查。一般男性尿酸超过 420μmol/L，未绝经的女性尿酸值超过 360μmol/L，就可以被诊断是高尿酸血症。高尿酸是引起痛风发作的根源，定期做血尿酸检测能了解病情发展进程，评估降尿酸效果。值得提醒的是，体内尿酸水平不断变化，所以尿酸水平不高并不代表着没有痛风，相当一部分痛风病人急性发作时尿酸水平正常。由于血尿酸值易受到饮食因素影响，因此检查前三天不能喝酒，也不能吃高嘌呤食物；抽血前需禁食10～12h，不能做剧烈运动；检测前一星期停止用可影响尿酸排泄的药物和降尿酸药物；若尿酸值波动过大，建议反复多次检测。

高尿酸血症和痛风人员一定要重视定期监测的重要性，同时还需定期测定血糖和血脂，评估员工的糖和脂肪代谢状况。若存在糖和脂肪代谢异常时，还需积极进行降糖和降脂治疗。

（五）BMI

身体质量指数（Body Mass Index，BMI），简称体质指数，是与体内脂肪总量密切相关的指标，是国际上常用的衡量人体胖瘦程度及是否健康的一个标准，其计算公式为 $BMI=$ 体重 $\div$ 身高^2（体重单位：千克；身高单位：米）。体质指数增高，冠心病和脑卒中发病率也会随之上升，体质指数每增加2，冠心病、脑卒中、缺血性脑卒中的相对危险分别增加 15.4%、6.1% 和 18.8%。一旦体质指数达到或超过24，患高血压、糖尿病、冠心病和血脂异常等严重危害健康的疾病的概率会显著增加。

体内脂肪体积和（或）脂肪细胞量增加导致体重增加，或体脂占体重百分比异常增高，在某些局部过多沉积脂肪，通常用 BMI 进行判定。超重是介于正常和肥胖间的身体状态，通常以 $24\leqslant BMI<28$ 作为判断标准，$BMI\geqslant28$ 列为肥胖。超重和肥胖是冠心病和脑卒中发病的独立危险因素。

体重明显降低往往是疾病的表现。在没有采取节食、饥饿等极端减肥措施的情况下，如果发现自己的体重明显下降，或者进行性下降，就要警惕某些疾病的可能，须及时就诊。其中甲亢是最常见的，甲亢使基础代谢提高，能量消耗大幅度增加导致体重下降，某些癌症也有类似的表现，有时候糖尿病也会导致体重快速下降。

体重快速增加也很可能是疾病的表现。在没有暴饮暴食、大吃大喝或进食量大增的情况下，如果发现自己体重快速增加，就要注意身体是否有水肿。

长期处于肥胖状态容易造成多种疾病，如冠心病、糖尿病、高血压、脂肪肝、脑出血、脑梗塞及各种癌症，所以体重也是一项非常重要的指标，但很多人并不关心体重。虽然有不少年轻人关注体重，但主要是为了"美"，而不是健康，而且容易走入以瘦为美的健康误区。鉴于体重对管理自身健康有重要价值，建议要定期监测体重变化。

三、健康监测的设备配置标准

配置健康监测设备的目的是以员工健康为中心，通过日常监测，提高员工安全和健康意识，改善亚健康状态，减少不必要的医疗支出，降低员工发病率，降低安全事故发生率。健康监测设备是为海内外偏远地区员工提供线上线下一线化服务的入口，前线作业区员工基本可以自行操作进行检测，并且检测数据具备实时网络传输功能，形成信息化对接，直接上传到医生管理后台，医生可实时了解员工监测数据及慢性病情况，方便进行健康管理。

（一）一体化设备

建议选择集成身高、体重、BMI、脂肪率、血压、心电、体温、血糖、尿酸、总胆固醇、血氧、中医体质筛查等多项检测功能的一体化设备。一体化设计，一站式服务，便捷式操作方法，全程智能语音播报引导，方便员工自己操作，数据可直接传输到医生后台。一体化健康监测小屋如图5-1所示。

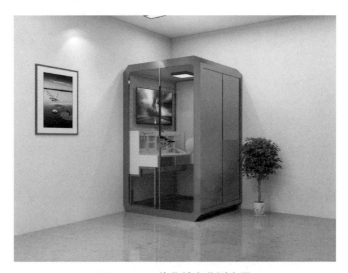

图5-1　一体化健康监测小屋

（二）便携式设备

便携式设备方便随时随地使用，适合偏远地区、野外作业区等单位，可以定期监测身高、体重、BMI、脂肪率、血压、心电、体温、血糖、尿酸、总胆固醇、血氧等基本慢性病数据，实时上传，方便管理。多功能便携式健康监测一体机如图5-2所示。

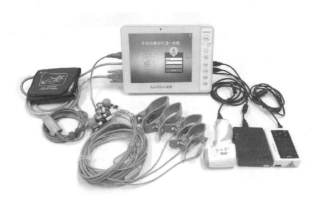

图5-2　多功能便携式健康监测一体机

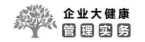

（三）个人可穿戴设备

建议选择操作简单且数据可直接上传到医生后台的血糖、血压、体脂秤等个人小型测量设备，尤其是有糖尿病史、高血压病史人员，保证每人一台，随时随地监测，方便医生实时了解员工状态。电子血压计和血糖仪如图5-3和图5-4所示。

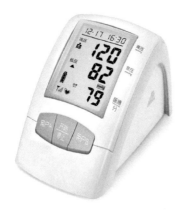

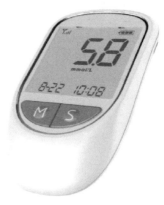

图 5-3　电子血压计　　　　　　　　　图 5-4　血糖仪

四、健康监测的人员要求

（一）健康监测医务人员要求

（1）医务人员要求具备本科以上学历，医学、临床、护理等专业毕业。

（2）医生具备职业医师资格，能够根据员工身体状况及日常检查结果给出相应的诊断和专业性建议。

（3）熟练操作电脑，掌握内科专业的基本理论知识和操作技能，能独立参加医务室值班。

（4）执行各项规章制度和医疗设备操作规程，确保医疗安全。

（5）详细了解管辖区内所有员工的身体状况，熟练使用现场的医疗、健康检测设备，遇到危急及特殊情况能够冷静处理。

（二）健康监测管理人员要求

（1）健康监测管理人员要有良好的沟通能力和团队协作能力。

（2）了解简单的医疗基本知识和常识，熟练操作电脑。

（3）语言表达清晰、流畅，具有良好的交流沟通能力，亲和力强。

（4）熟练使用各种检测设备，能够独立完成对员工的日常慢性病监测工作。

（5）遇到危急及特殊情况能够冷静对待、独立处理。

五、健康监测的管理机制

（一）健康人群的健康监测

对于健康人群，建议也要定期监测五高指标，做到早发现、早干预，避免病情进一步发展。一般建议健康人群每一个月测量一次 BMI 和血压，每三个月测量一次血糖、血脂、血尿酸。

（二）重点人群的健康监测

通过近一年内体检报告数据或日常监测结果对人群进行分组，分为高危人群、中危人群、低危人群，其中高危人群及中危人群属于重点人群，需要重点监测和管理。

（三）高中低危分级及监测

依照中华医学会、中华预防医学会、中国医师协会及国家疾病预防控制中心等医学专业组织和机构发布的疾病防治指南，对血压、血糖、血脂、尿酸、体质指数进行危险程度分级并确定监测方法。

1. 血压

（1）高血压高中低危分级标准见表 5-6。

表 5-6　高血压高中低危分级标准

级别	舒张压	收缩压
高危	≥110mmHg	≥180mmHg
中危	100～109mmHg	160～179mmHg
低危	90～99mmHg	140～159mmHg
正常	60～89mmHg	90～139mmHg

（2）血压监测频率建议：对于血压高危人群，建议每天至少监测四次血压，测量时间段为 7 点、10—11 点、15—16 点、20—21 点，直至血压降到中危或低危；中危血压人群，建议每天至少监测两次血压，测量时间为 7 点、20—21 点，直至血压降到低危或正常；低危血压人群建议至少每周测量两次晨起血压；正常血压人群可每月测量一次血压，有特殊情况视情况处理。

（3）血压自测方法如下。

规范测量"三要点"：

① 设备精准：选择经认证合格的上臂式医用电子血压计，定期校准。

② 安静放松：去除可能有影响的因素（测量前 30min 内禁止吸烟、饮咖啡或茶等，排空膀胱），安静休息至少 5min。测量时取坐位，双脚平放于地面，放松且身体保持不动，不说话。

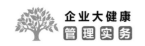

③ 位置规范：上臂中点与心脏处于同一水平线上；袖带下缘应在肘窝上 2.5cm（约两横指）处，松紧合适，可插入 1～2 指为宜。

测量血压需要注意以下几点：

① 首诊测量双上臂血压，之后通常测量读数较高的一侧。若双侧测量值差异超过 20mmHg，应转诊排除锁骨下动脉狭窄的可能。

② 每次测量两次，间隔 1～2min，取两次的平均值记录，如果两次差异＞10mmHg，则测量第三次，取后两次的平均值记录。随访期间如果首次测量＜140/90mmHg，则不需要额外测量。

2. 血糖

（1）血糖高中低危险分级标准见表 5-7。

表 5-7　血糖高中低危险分级标准

级别	血糖
高危	空腹血糖、餐后 2h 血糖、随机血糖：测量值＜3.9mmol/L 或测量值＞13.9mmol/L
中危	空腹血糖：7.0mmol/L＜测量值≤13.9mmol/L 或餐后 2h 血糖：11.1mmol/L＜测量值≤13.9mmol/L 或随机血糖：11.1mmol/L＜测量值≤13.9mmol/L
低危	空腹血糖：6.1mmol/L≤测量值＜7.0mmol/L 或餐后 2h 血糖：7.8mmol/L≤测量值＜11.1mmol/L
正常	空腹血糖：3.9mmol/L≤测量值＜6.1mmol/L 或餐后 2h 血糖：3.9mmol/L≤测量值＜7.8mmol/L

（2）血糖监测频率建议：针对血糖高危人群，建议每天至少监测三次血糖，分别是空腹血糖、餐后 2h 血糖、随机血糖；中危血糖人群，建议每天至少监测两次血糖，分别是空腹血糖和餐后 2h 血糖；低危血糖人群建议 3～7d 监测一次空腹血糖；正常血糖人群可每三个月测量一次空腹血糖，有特殊情况视情况处理。

（3）血糖动态监测：对于血糖不稳定的员工，可用动态血糖仪监测血糖变化。动态血糖仪属于一种扫描式的动态葡萄糖监测系统，能随时观察到机体血糖变化，主要适用于血糖不稳定或尚未确诊的人群。动态血糖仪可以通过一个带有葡萄糖氧化酶的小探头，植入到上臂下皮，然后每 15min 获得一个血糖数值。大多数情况下，动态血糖仪探头可以在皮下存在 14d，这段时间监测 14d×24h 动态血糖水平，可采集到夜间等平时较难测的时间段。医生可根据监测情况精准地指导员工控制血糖。

3. 血脂

总胆固醇增加常见于动脉粥样硬化、高血压、糖尿病、传染性肝炎、肝硬化、高胆固醇血症等疾病，胆固醇减少见于严重贫血、急性感染、甲亢、肺结核、营养不良等疾病；甘油三酯增高见于高脂血症、动脉粥样硬化、冠心病、糖尿病、肾病综合征、胆道梗阻、急性胰腺炎等多种疾病；高密度脂蛋白也叫"好"胆固醇，减少时提示易患冠心病，增高提示具有心血管保护作用；低密度脂蛋白也叫"坏"胆固醇，增多提示易患动脉粥样硬化所导致的冠心病、脑血管病等。

（1）单纯性高脂血症危险分级标准见表5-8。

表5-8 单纯性高脂血症危险分级标准

级别	总胆固醇，mmol/L	高密度脂蛋白，mmol/L	低密度脂蛋白，mmol/L	甘油三酯，mmol/L
高危	测量值＞7.2		测量值＞4.9	测量值＞5.6
中危	6.2＜测量值≤7.2		4.1＜测量值≤4.9	2.3＜测量值≤5.6
低危	5.2＜测量值≤6.2	测量值＜1.0	3.4＜测量值≤4.1	1.7＜测量值≤2.3
正常	测量值≤5.2	测量值≥1.0	测量值≤3.4	测量值≤1.7

（2）合并其他疾病的降脂治疗参考标准如下。

针对合并症产生的动脉粥样硬化，已经对血管有损害，所以降脂要求不按照表5-8的标准，参考《中国心血管病风险和指南》，标准如下：

① 糖尿病合并动脉粥样硬化高风险员工低密度脂蛋白目标为＜1.8mmol/L（70mg/dl）或较基线下降＞50%；非高密度脂蛋白目标为＜2.6mmol/L（100mg/dl）。

② 非糖尿病的动脉粥样硬化高危员工低密度脂蛋白目标为＜2.6mmol/L（100mg/dl）；非高密度脂蛋白目标为＜3.4mmol/L（130mg/dl）。

③ 动脉粥样硬化中危员工低密度脂蛋白目标为＜2.6mmol/L（100mg/dl）；非高密度脂蛋白目标为＜3.4mmol/L（130mg/dl）。

④ 动脉粥样硬化低危员工低密度脂蛋白目标为＜3.4mmol/L（130mg/dl）；非高密度脂蛋白目标为＜4.2mmol/L（160mg/dl）。

（3）监测频率建议：针对血脂高危人群，建议半个月监测一次血脂；血脂中危人群，一个月监测一次血脂；低危及正常人群可三个月监测一次血脂，有特殊情况视情况处理。

4. 尿酸

（1）高尿酸血症危险分级标准见表5-9。

表5-9 高尿酸血症危险分级标准

级别	血尿酸
高危	测量值＞540.0μmol/L
中危	480.0μmol/L＜测量值≤540.0μmol/L
低危	男性：420.0μmol/L＜测量值≤480.0μmol/L 女性：360.0μmol/L＜测量值≤480.0μmol/L
正常	男性：测量值≤420.0μmol/L 女性：测量值≤360.0μmol/L

（2）血尿酸监测频率建议：针对尿酸高危人群，建议半个月监测一次血尿酸；尿酸中危人群，一个月监测一次血尿酸；低危及正常人群可三个月监测一次血尿酸，有特殊

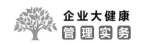

情况视情况处理。

5. BMI

（1）BMI 高中低危分级标准见表 5-10。

表 5-10　BMI 高中低危分级标准

级别	BMI
高危	NA
中危	测量值≥28（肥胖）
低危	测量值<18.5（偏瘦）或 23.9<测量值<28（超重）
正常	18.5≤测量值≤24（正常）

（2）BMI 监测频率建议：针对 BMI 处于肥胖阶段人群，通过饮食控制及体育锻炼进行减脂减重，一般建议每周测量一次体重，低危及正常人群可每三个月测量一次体重，查看体重变化，有特殊情况视情况处理。

（四）危急值管理标准

对于高危人群要重点关注，通过信息化管理，员工监测出高危数据，医生能第一时间得到监测信息及结果，并现场或远程及时干预，保障医疗安全，维护生命健康。对于中危人员，要做到密切关注，一旦发现监测数据处于中危状态，医生要做到提醒到位，按时监测指标，避免进一步恶化。低危人群做到时常关注，低危人群同样属于风险人群，也不能忽视，要做到经常监测，关注身体指标的变化。

危急值管理汇报流程：

第一步：监测。通过自我健康监测手段，监测五高变化情况，及时发现危急情况。

第二步：预警。依照以上危急值标准判断目前危急级别，及时上报当地医务室医生或医生从系统中及时发现危急情况。

第三步：干预。医生收到（发现）危急情况后，应作为处理高危第一责任人对员工按危急级别进行处理并及时上报给当地领导。

第四步：跟踪。医生将高危人群纳入管理范围，对高危人群进行监测和关注。

第四节　医疗应急响应

一、应急救护概论

在自然灾害、意外事故、突发疾病的现场，在专业医疗急救人员抵达之前，现场人员应采取力所能及的应急救护措施，以达到挽救生命、减轻伤害、控制病情的目的。

（一）应急救护的程序

在提供应急救护前，首先要做的是评估现场环境是否安全，如果现场环境安全，做好必要的防护进入现场；如果现场环境危险，须排除险情后再进入现场，或请专业人士将伤病员移到安全的地方给予现场救护。然后对伤病情进行评估，根据评估的结果给予相应处理。最后根据具体情况，居家休养或送到医院继续治疗。现场救护流程如图5-5所示。

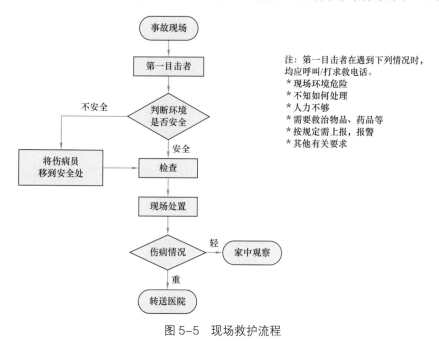

注：第一目击者在遇到下列情况时，均应呼叫/打求救电话。
* 现场环境危险
* 不知如何处理
* 人力不够
* 需要救治物品、药品等
* 按规定需上报，报警
* 其他有关要求

图5-5 现场救护流程

（二）应急救护的原则

应急救护要遵循安全、科学、快速、有效、无害原则，在整个救护过程中，同时要做到对伤病员的关爱。

（1）安全原则：确保救护者自身、伤病员和围观群众的安全。

（2）科学原则如下：

① 呼救与救护并重。目击意外伤害或突发疾病的情况，是先呼叫身边人或拨打求救电话帮忙，还是给予救护同等重要，这取决于自身的处理能力，如果自己有把握，可以先给予处理，然后再寻求帮助。有任何需要帮助的情况，均应呼叫身边的人或拨打求助电话。

② 先抢后救。如果现场环境是危险的，需先把伤病员移动到安全的地方救护；如果现场环境是安全的，轻易不要移动伤病员。

③ 先救命后治伤。伤病员有多处伤时，应先处理危及生命的，如心跳停止、呼吸困难或停止、大出血；处理完危及生命的伤病情，再处理其他问题。

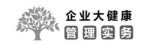

④ 先重后轻，先近后远。有多个伤病员时，先处理病情危重的，最后处理病情轻的；同等伤情的伤病员，先处理离救护者近的，后处理离救护者远的；当现场环境变得危险时，先救病情轻的，后救病情重的。

⑤ 先止血，后包扎，再固定。对于开放性骨折，先止血，然后包扎，最后固定骨折。

⑥ 先急救后转运。一定是现场先处理伤情，然后再转运到医院，否则有可能错过最佳的救治时机。

⑦ 救命治伤与心理救助结合。

（3）快速原则：为快速、有效、无害地做好应急救护，需要定期培训、定期演练、团队协作。

（三）初步检查和评估伤（病）情

1. 检查反应

如怀疑伤病员意识改变，救护者双手拍伤病员的双肩、用触痛觉刺激，同时大声呼喊、用声音刺激，观察是否有反应。患者发出声音、睁眼、活动肢体或做出其他反应即为有反应。

2. 开放气道

对没有反应的伤病员，采用仰头举颏法打开气道，保持气道通畅。

3. 查看呼吸

扫视胸部 5～10s，查看有无呼吸或濒死叹息样呼吸。胸部的一次起伏就是一次呼吸，即一次吸气和一次呼气。每分钟呼吸的次数称为呼吸频率，正常成人呼吸频率为每分钟12～20 次。

4. 检查循环

发现大出血，应首先进行止血。循环功能障碍有两种判定方法：一种是触摸桡动脉，未触及桡动脉搏动即代表循环功能障碍；另一种是毛细血管充盈实验，用手指压迫患者指（趾）甲或额部、胸骨表面、胫骨前内侧面等皮下组织表浅部位，片刻后去除压力，观察按压局部皮肤颜色变化。撤除压力后，局部皮肤颜色由白转红的时间≤2s 为正常；由白转红时间＞3s，或呈斑点状发红为试验阳性，说明循环功能障碍。

5. 评估清醒程度

根据伤病员对外界刺激的反应，将意识分为四级：

（1）完全清醒：伤病员眼睛开合自如，能正常回答问题，各种反应均正常。

（2）对声音有反应：伤病者对救护者大声问话有反应，能按指令做动作。

（3）对疼痛有反应：伤病者对救护者问话没有反应，但对痛觉刺激有反应。

（4）完全没有反应：伤病者对任何刺激都没有反应。

6. 检查伤情

在伤病员情况较稳定、现场环境许可的情况下，充分暴露受伤部位，以便进一步检查和处理。

二、心肺复苏

（一）概述

心跳骤停是指患者心脏有效泵血功能突然丧失，导致血液循环停止，全身各个脏器的血液供应完全中断，如不及时恢复心跳，患者可发生临床死亡。在一般情况下，心跳停止即脑组织缺氧 4min 之内，可恢复其原有功能，心跳停止超出 4min，易造成脑组织永久性损害，甚至导致死亡。所以抢救此类伤员要及时、迅速，以竭力挽救伤员生命。

（二）生存链

2020 年美国心脏协会心肺复苏指南强调，有效基本生命支持是高级生命支持成功的基础，复苏开始尽可能减少中断。高质量心肺复苏（cardiopulmonary resuscitation，CPR）是在数分钟内对心室纤维性颤动（室颤）和无脉性室性心动过速的患者进行电除颤。同时提出成人生存链和儿科生存链，成人心跳骤停生存链中的环节基于心跳骤停是发生在院内还是院外而有所不同，分为院内心跳骤停生存链和院外心跳骤停生存链，本节将重点介绍成人院外心跳骤停生存链（图 5-6）。

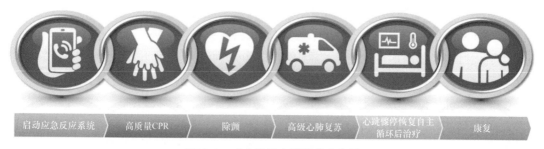

图 5-6　成人院外心跳骤停生存链

第一环：启动应急反应系统。尽早识别心跳骤停，拨打求救电话，国内急救电话为 120。

第二环：高质量 CPR。判断心跳骤停后 10s 内开始 CPR；按压频率 100～120 次 /min；按压深度成人 5～6cm，儿童至少为胸廓前后径的 1/3（约 5cm），婴儿至少为胸廓前后径的 1/3（约 4cm）；每次按压后胸廓完全回复原状；按压过程中尽量减少胸外按压的中断；避免过度通气。

第三环：除颤。心室纤维性颤动和无脉性室性心动过速是两种常见的致命性心律失常，电击除颤是治疗这两种心律失常的唯一有效手段，尽早电除颤对提高心跳骤停患者的生存机会起到关键作用。

第四环：高级心肺复苏。在心肺复苏的基础之上，由医务人员给予药物、生命体征监护、吸氧等治疗。

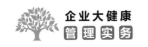
第五环：心跳骤停恢复自主循环后治疗。

第六环：康复。

前三环尽早识别心跳骤停、拨打求救电话，高质量心肺复苏和尽早除颤称为基础生命支持，广大公众均可完成。

（三）成人徒手心肺复苏

心肺复苏术（CPR）是针对呼吸心跳停止的急症危重病人所采取的抢救关键措施，即胸外按压形成暂时的人工循环并恢复自主搏动，采用人工呼吸代替自主呼吸，快速电除颤转复心室颤动。心肺复苏的目的是开放气道、重建呼吸和循环。人们只有充分了解心肺复苏的知识并接受过此方面的训练后才可以为他人实施心肺复苏。

心肺复苏操作流程如下：

（1）评估现场环境，做好自我防护。在确保安全和做好防护的前提下进行救护。

（2）判断意识。轻拍患者双肩，并在两侧耳边大声呼叫："先生（女士），您怎么啦？快醒醒！"如果伤病员不发出声音、不睁眼、不活动肢体，以及未做出其他反应，即失去意识。

（3）呼救。大声呼喊："快来人啊，这里有人晕倒了！""请您帮忙拨打急救电话！""看附近有自动体外除颤器（AED）吗，如有帮我取来！""谁会急救，过来帮忙！。"如果一个人在现场，请用手机拨打120并置于免提状态。

（4）判断呼吸和脉搏。如果患者无意识，非医务人员用"听、看、感觉"的方法判断患者有无呼吸，检查时间大于5s，但不超过10s。如患者脸朝下（俯卧位），应将其翻转为仰卧位，再检查呼吸。如果是医务人员，同时触摸颈动脉判断有无脉搏。

（5）摆复苏体位。伤病员置于平的、硬的地面或床上，取仰卧位。

（6）胸外按压。按压部位是胸部正中、两乳头连线水平即胸骨下半部；一手掌根紧贴按压位置，双手十指相扣，掌根重叠，手指翘起；双上肢伸直，上半身前倾，以髋关节为轴垂直下压；按压深度5～6cm，按压频率100～120次/min；每次按压后使胸廓完全回复原状；尽量避免按压中断，中断时间不超过10s。

（7）开放气道。采取仰头举颏法打开气道，头后仰约90°，如口腔有异物应妥善取出。

（8）人工呼吸。张大口包严患者口唇；捏紧患者鼻孔；缓慢吹气，持续时间1s；连续吹气两次；吹气时可见胸廓隆起即可。每胸外按压30次，给予两次人工呼吸。

高质量心肺复苏要做到：在识别心跳骤停后10s内开始按压，按压频率为100～120次/min，按压深度至少为胸部厚度的1/3（成人至少5cm，但不超过6cm），每次按压后让胸廓完全回弹，将中断控制在10s以内，给予有效的人工呼吸，避免过度通气（胸廓隆起即可）。

（四）自动体外除颤器

自动体外除颤器（AED）又称自动体外电击器、自动电击器、自动除颤器、心脏除颤器及傻瓜电击器等，是一种便携式的医疗设备。它可以诊断特定的心律失常，并且给予电击除颤，是可被非专业人员使用的用于抢救心跳骤停患者的医疗设备。在心跳骤停时，只有在最佳抢救时间的"黄金四分钟"内，利用 AED 对伤病员进行除颤和心肺复苏，才是最有效制止猝死的办法。

（1）使用 AED 期间尽可能减少中断胸外按压的时间；AED 使用后大约每隔 2min 重新评估患者心率，所以不应断电及摘除电极片。需要考虑的问题有：

① 贴电极片位置多毛可能会影响电极片正常工作，必要时剃除胸毛。

② 溺水人员应脱离溺水环境，简单擦拭胸部后再使用 AED。

③ 没有淹没身体的小水坑或雪地里可以直接使用 AED。

④ 贴电极片的位置如果有扑克牌大小的圆形凸起，考虑体内起搏器，电极片应贴在周边位置。

⑤ 贴电极片处如果有膏药，应揭去并简单擦拭后使用 AED。

⑥ 伤病员胸部有汗水，用毛巾或衣物迅速擦拭，但不需要擦干。

（2）AED 操作流程：

第一步：打开电源。拿到任何品牌的 AED，首先打开电源，接下来按语音提示操作即可。

第二步：贴电极片。打开电极片包装袋，按图示在胸部贴上电极片。

第三步：插上插头。有的 AED 插头已连接，没有插上插头的按提示插上。

第四步：分析心律。当听见 AED 语音提示"正在分析心律"，操作者要发出指令："请所有人不要接触患者"或"请所有人离开"。

第五步：电击除颤。当听见 AED 语音提示"建议除颤，正常充电，请不要接触患者"，在除颤按钮闪烁时，再次发出指令"请所有人不要接触患者"或"请所有人离开"，按除颤按钮除颤。除颤完成后，从胸外按压开始心肺复苏。

（五）气道异物梗阻

人体的呼吸过程由于某种原因受阻或异常，所产生的全身各器官组织缺氧，二氧化碳潴留而引起的组织细胞代谢障碍、功能紊乱和形态结构损伤的病理状态称为窒息。当人体内严重缺氧时，器官和组织会因为缺氧而广泛损伤、坏死，尤其是大脑。气道完全阻塞造成不能呼吸，只要 1min 心跳就会停止。只要抢救及时，解除气道阻塞，呼吸恢复，心跳随之恢复。但是，窒息是危重症最重要的死亡原因之一。

1. 成年人或儿童出现窒息且有反应

成年人或儿童出现窒息症状时，经常会有"V"字手的动作，这时作为施救者立即询问是否被卡住了，患者会点头回应。施救者绕向患者身后，将自己的胸腹部紧贴患者的背部，两手环抱其腹部，一只手找到患者肚脐上的位置，另一只手攥拳放置在肚脐以上、胸骨以下的位置，而后对患者腹部进行冲击。

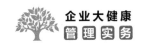
2. 1 岁以内的婴儿出现窒息且有反应

1 岁以内的婴儿出现窒息且有反应时，将其抱起，一只手拖住婴儿的下颌关节，另一只手将其身体翻转放置在前一只手的前臂上，而后掌根拍打婴儿双侧肩胛骨连线中点的位置五次，然后拖住后脑将其翻转在胸外按压的位置，用胸外按压的手法冲击五次，反复这两组动作。

3. 窒息患者出现无反应状态

窒息患者出现无反应状态时，按照心肺复苏的流程进行操作，与之不同的是，每次人工呼吸都需要检查口腔是否有异物，如果发现异物，小心地取出，如果没有发现异物，不要盲目地去抠，致使异物卡入更深处。

三、内科急症

（一）过敏反应

过敏是指人体的免疫系统对一些本来无害的物质产生了过于强烈的免疫性炎症反应。比较常见的首先是皮肤上面出现红斑、丘疹、明显的瘙痒，此外，可能出现流涕、打喷嚏、咳嗽、哮喘发作等，还有可能出现腹痛、腹泻、恶心、呕吐等症状。如果出现在黏膜部位，还可能出现眼睛发痒、结膜充血等症状。过敏症状严重的时候，还可以诱发一些危急的情况，比如出现喉头水肿、呼吸困难，或者是由于全身血管扩张导致低血压，甚至是过敏性休克危及生命。

1. 过敏程度

过敏反应可以是轻微或严重过敏，然而有些看似轻微的反应可在几分钟内变严重。表 5-11 是轻微和严重过敏反应的一些征象。

表 5-11　轻微和严重过敏反应的征象

轻微过敏反应	严重过敏反应
鼻塞、打喷嚏、眼周发痒	呼吸困难
皮肤瘙痒	舌面部肿胀
皮肤上有凸起的红疹	休克

2. 现场救护

发现过敏反应，停止接触或进食有可能导致过敏的物质。如果症状轻微，通过休息自行缓解。如果症状不缓解和症状严重，尽快就医。

3. 肾上腺素注射笔

这是一种通过处方开具的肾上腺素自动注射装置，对于已知有严重过敏反应的人，鼓励随时携带肾上腺素注射笔。

（二）心脏病发作

当流经部分心肌的血液被血栓阻塞时，即会出现心脏病发作。如果有人出现疑似心脏病发作的征象，不论患者是否愿意，都必须立即采取措施，并拨打当地的急救电话，如120。心脏病发作的患者等候治疗的时间越长，心肌受损的可能性越大。有时，受损的心肌会触发导致心跳骤停的异常心律。

1. 心脏病发作的典型表现

心脏病发作的典型表现见表5-12。

表5-12 心脏病发作的典型表现

症状	具体表现
胸部不适	大多数心脏病发作会在胸部中央引起不适并持续几分钟以上，也有可能反复出现不适感。患者会有不舒服的重压感、挤压感、胀满或疼痛感
身体其他部分的不适感	一只或两只手臂、后背、颈部、下颌或胃部疼痛或不适
其他表现	气促、突发时伴有出冷汗、恶心或头晕目眩

2. 心脏病发作的不典型表现

女性、老年人和糖尿病患者更有可能表现出不太典型的心脏病发作症状。这些症状表现包括胸痛、烧心感或消化不良，后背、下颌、颈部或肩部有不适感，呼吸困难，恶心或呕吐。

3. 现场救护

如果某人自述出现胸痛、气促、出冷汗等心脏病发作的症状，应确保让其保持平静并休息。最好不要让他/她自己驾车去医院。守在患者身边，直到医务人员到达。

（三）脑卒中

脑卒中又称中风、脑血管意外，是一种突然发生的脑血液循环障碍性疾病。通常分为出血性脑卒中（脑出血）和缺血性脑卒中（脑血栓、脑栓塞）。

1. 诱发因素

冬季寒冷气候、昼夜的变化及污染的环境，精神刺激，运动和劳累，暴饮暴食，饱食后沐浴，吸烟、吸毒等有可能导致脑卒中发生。

2. 脑卒中的表现

脑卒中会出现面部、手臂、语言异常表现，可通过两个"120"判断是否发生脑卒中，并给予处理。

"1"指看面部下垂：是否有一侧面部卜垂或麻木；"2"指查手臂乏力：是否有一侧手臂乏力或麻木；"0"指听言语困难：是否言语不清。

拨打120的时间：如果某人表现出任何上述症状，请立即拨打120。以上一个症状出现，发生脑卒中的概率约72%；三个症状同时出现，发生脑卒中的概率约85%。

3. 现场救护

（1）避免搬动及晃动。

（2）解开衣领、取出假牙，侧卧位（昏迷），头抬高30°。

（3）及时清除口中分泌物或呕吐物。

（4）有条件给予吸氧。

（5）密切观察生命体征。

（6）限制进水、进食。

（7）守在患者身边，直到医务人员到场。

（8）如果患者失去反应，并且呼吸不正常或者濒死叹息样呼吸，应实施心肺复苏。

（四）晕厥

晕厥又称昏厥或晕倒，是指突然发生短暂意识丧失的一种综合征。持续时间20～30s，少数可持续2～3min。恢复后定向力和行为随即也恢复正常，老年人可有逆行性健忘，部分有明显的乏力。

1. 常见的晕厥

（1）反射性晕厥：血管迷走神经性、颈动脉窦性、情景性、直立性。

（2）心源性晕厥：心跳骤停、心律失常。

（3）脑源性晕厥：脑血管病性、延髓性。

（4）血液成分异常性晕厥：低血糖症、重度贫血性、过度换气综合征。

2. 晕厥表现

（1）发作前：一般无特殊症状，或自觉头晕、恶心。

（2）发作时：很快眼前发黑、面色苍白、四肢发凉，脉细而弱，血压下降，持续数十秒到几分钟。

（3）发作后：乏力，其余正常。如跌倒易造成头部外伤。

3. 现场救护

（1）立即将晕厥者平卧，头部略低或抬高下肢。

（2）清醒时，可喝适量热糖水或淡盐水。

（3）保持室内空气清新，解开衣扣、腰带，维持呼吸道通畅。

（4）有条件的应进行吸氧。

（5）情况不见好转，立即呼叫救护车。

（6）出现心跳骤停时，立即进行心肺复苏。

（五）抽搐

大多数抽搐可在几分钟内停止，通常由称作癫痫的医学状况导致。抽搐还可能由头部创伤、低血糖、热相关急症、中毒或心跳骤停导致。

1. 抽搐的表现

抽搐的表现可能因人而异，有些抽搐患者可能表现为肌肉失控、双臂和双腿抽搐性运动，有时也会累及身体其他部位，目光呆滞地凝视，身体倒地，失去反应。

抽搐期间，患者可能会咬自己的舌、面颊或嘴。患者在抽搐后常见反应迟缓、意识不清甚至进入睡眠状态。

2. 现场救护

（1）移开患者身旁的家具或其他物体。

（2）将一块小垫或毛巾置于患者头部下面。

（3）拨打 120 并取急救箱。

（4）守在患者身边，直到医务人员到场。

（5）如果患者失去反应，并且呼吸不正常或者濒死叹息样呼吸，应实施心肺复苏。

四、创伤急救

（一）出血

出血主要指血液从血管或心脏逸出。逸出的血液进入体腔和组织内为内出血，流出到体外为外出血。内出血及早识别，尽快送医院；外出血现场救治。成年人血容量约占体重的 8%，体重 50kg 的人，血量约 4000mL，如果一次失血量在 800～1000mL 时，将会出现失血性休克，出血量继续增加可导致死亡。

1. 可疑内出血的判断

（1）伤病员体表未见到出血。

（2）伤病员发生过外伤或有相关疾病史。

（3）皮肤有撞击物痕迹，局部有肿胀。

（4）伤病员面色苍白，皮肤出现紫绀。

（5）口渴，手足湿冷，出冷汗。

（6）脉搏快而弱，呼吸急促。

（7）烦躁不安或表情淡漠，甚至意识不清。

2. 外出血的分类

根据损伤血管的不同分为动脉出血和静脉出血。动脉血氧含量高，所以颜色鲜红；动脉血管内压力比较高，出血呈喷射状，短时间内出血量大；动脉出血危险性最大。静脉血二氧化碳含量较高，所以颜色暗红；静脉血管内压力比较低，血液从伤口涌出；较大的静脉出血也相当危险。

3. 常见止血方法

（1）直接压迫止血法：适用于较小伤口的出血，用无菌纱布或干净衣物、毛巾直接压迫伤口处，压迫约 10min，禁用手直接压迫，伤口内有锐性异物禁用。

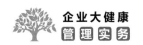
（2）指压止血法：用手指或掌根向骨骼方向压迫出血部位的近端动脉，这是一种简便有效的紧急止血法，仅能用于短时间控制动脉血流，应随时继用其他止血法。指压止血法适用于头部、颈部和四肢的动脉出血。其优点为止血迅速，不需要任何工具；缺点为止血不能持久，多人、多处难以处理。

① 头顶部出血：用拇指按压伤侧耳屏前上方的颞浅动脉。

② 面部出血：用食指或拇指压迫伤侧下颌骨下缘前方2~3cm处的骨性凹陷处的面动脉。

③ 头颈部出血：三个手指并拢对准颈部胸锁乳突肌中段内侧，将颈动脉压向颈椎。注意不能同时长时间压迫两侧颈动脉，因为颈动脉的颈动脉窦是非常敏感的反射器官。

④ 手指出血：将患肢抬高，用另一只手的食指和拇指分别压迫受伤手指根部两侧（图5-7）。

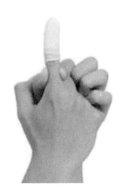
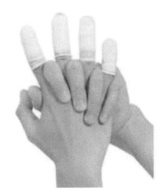

图5-7 手指出血止血

⑤ 上臂出血：一手抬高患肢，另一只手压迫上臂内侧的肱动脉（图5-8）。

⑥ 手掌出血：将患肢抬高，用另一只手的虎口对着伤手的掌腕侧扣紧（图5-9）。

⑦ 大腿出血：用手指或掌根向后用力压迫股动脉（图5-10）。

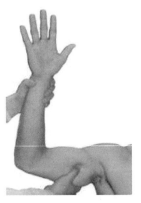
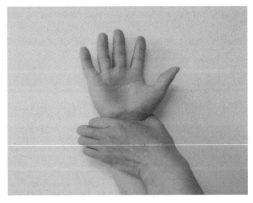

图5-8 上臂出血止血　　　　　图5-9 手掌出血止血

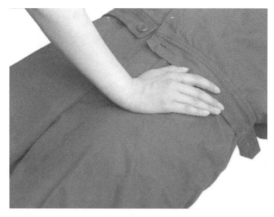

图 5-10　大腿出血止血

⑧ 小腿出血：用拇指压迫膝盖后侧腘窝处（图 5-11）。

⑨ 足部出血：用双手拇指分别压迫足背动脉（足背系鞋带处）和足跟内侧（图 5-12）。

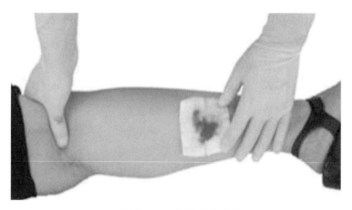

图 5-11　小腿出血止血

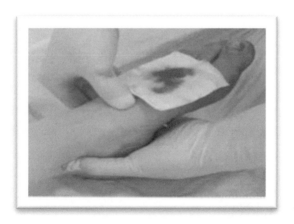

图 5-12　足部出血止血

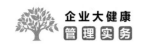

（3）加压包扎止血法：适用于各种伤口，是一种比较可靠的非手术止血法。方法是根据伤口大小，用敷料或其他洁净的毛巾、手绢等覆盖伤口，加压包扎达到止血目的，如图5-13所示。有碎骨片或伤口内有锐性异物时，禁用此法。

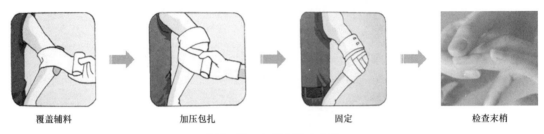

| 覆盖辅料 | 加压包扎 | 固定 | 检查末梢 |

图5-13　加压包扎止血法

（4）止血带止血法：当四肢动脉大出血，用其他方法不能止血时才用止血带法止血，因为长时间使用此法可能导致肢体坏死，止血带松开时，若坏死肢体毒素进入血液循环，会引起心律失常、脏器衰竭，甚至危及生命。

① 橡皮止血带止血：常用的止血带是三尺左右长的橡皮管。方法是掌心向上，止血带一端由虎口拿住，一手拉紧，绕肢体两圈，中指和食指将止血带的末端夹住，顺着肢体用力拉下，压住"余头"，以免滑脱，如图5-14所示。注意使用止血带要加垫，不要直接扎在皮肤上。每隔30～50min放松止血带3～5min，松时慢慢用指压法代替止血。

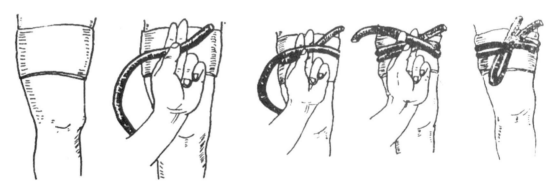

图5-14　橡皮止血带操作示意图

② 绞紧止血法：把三角巾或床单折成至少5cm宽的带子，在四肢伤口近心端5cm处，垫上软垫，宽带子绕肢体缠绕两周打一个活结，取一根小棒穿在带子外侧绞紧，将绞紧后的小棒插在活结小圈内固定，标明时间，尽快转运医院，如图5-15所示。

（5）填塞止血法：将消毒的纱布、棉垫、急救包填塞、压迫在创口内，外用绷带、三角巾包扎，松紧度以达到止血为宜。

（二）扭挫、脱臼、骨折

扭挫、脱臼、骨折等情况时会发生，特别是在生产活动、体育运动、自然灾害及一些意外事故中都有可能发生，当扭挫、脱臼、骨折发生后，应分别进行急救处理。

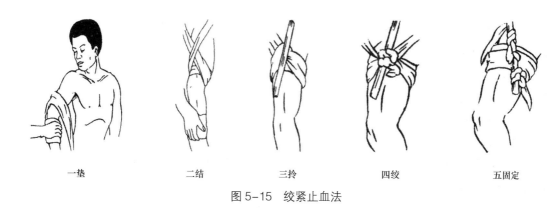

一垫　　　　二结　　　　三拧　　　　四绞　　　　五固定

图 5-15　绞紧止血法

1. 扭伤急救方法

踝关节扭伤较为常见，按照休息—冰敷—压迫—抬高的步骤处理。如果症状较重，怀疑有肌腱或骨骼损伤，建议去医院详细检查。

2. 脱臼的急救方法

脱臼也称关节脱位，是指构成关节的上下两个骨端失去了正常的位置，发生了错位，多暴力作用所致，以肩、肘、下颌及手指关节最易发生脱位。关节脱位的表现，一是关节处疼痛剧烈，二是关节的正常活动丧失，三是关节部位出现畸形。发生脱臼应立即前往医疗机构进行治疗，如果需要固定，必须要畸形固定，不可暴力复原。

3. 骨折的急救方法

日常活动有时无法避免骨折的发生，一般原则是就地止血、包扎、固定，同时判断伤员有无紧急情况，如心跳骤停、窒息、大出血、休克及开放性气胸等。若有，应针对性进行急救，待伤员病情平稳后再进行骨折处理。

（1）抢救生命：根据受伤过程，通过简单观察和重点检查，迅速做出伤情判断。如果骨折处伴有出血应进行止血，尽量减少患者的搬运、移动，这样既能减轻患者的疼痛，也能避免因不恰当搬运所造成的重要组织损伤。

（2）开放性骨折：及时而妥善地止血包扎，能达到压迫止血、减少感染、保护伤口的目的。对于有出血的伤口，可用绷带或当时认为最清洁的布类加压包扎，一般即可止血。骨折端外露者，不应自行还纳，采用畸形固定。

（3）单纯四肢骨折：现场临时固定的目的是防止骨折断端活动而造成新的损伤，减轻疼痛，预防休克，这对骨折的治疗有重要作用。不必脱去闭合性骨折病人的衣裤等，以免过多搬运患肢，增加疼痛，如患肢肿胀较明显，可剪下衣袖或裤管。固定的材料应就地取材，选用绷带、夹板、木棍等，长度要超过上下关节。如果周围没有固定的材料，也可以将患肢绑在躯干或健肢上。

（4）骨折固定绑扎的顺序：应先固定骨折的近心端，再固定骨折的远心端；然后依次由上到下固定各关节处。

（5）下肢骨折和脊柱骨折要将两脚靠在一起，中间加厚垫，用"8"字包扎方法固定。绑扎松紧度以绑扎的带子上下能活动 1cm 为宜。

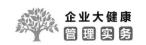

（6）四肢固定要露出指（趾）尖，以便随时观察末梢血液循环状况。如果指（趾）尖苍白、发凉、发麻或发紫，说明固定太紧，要松开重新调整固定压力。

（7）脊柱骨折：疑有脊柱损伤的患者在搬运时应该用硬担架转运，颈部骨折转运前要先行颈托固定。

4.注意事项

（1）多人伤害时，救治和转运按照重伤—中伤—轻伤顺序进行救治。

（2）疑似有脊柱、骨盆、双下肢骨折时，不能让患者尝试站立；疑似有肋骨骨折时，不能采用背运的方法。

（3）一般采取平卧位；患者昏迷时，头部应偏向一侧。

（三）特殊创伤的处置

1.烧烫伤

迅速将伤病员脱离受伤源，按冲、脱、泡、盖、送的顺序救治；Ⅰ度和Ⅱ度烧烫伤用干净的自来水冲洗15min以上；消毒敷料（或保鲜膜等）覆盖伤处，勿刺破水泡，伤处勿涂药膏，勿粘贴受伤皮肤；口渴严重时可饮盐水，有利于预防休克；严重烧烫伤做好保暖，立即送医院。

2.离断肢体

肢体因外伤造成完全或不完全断离，可以通过手术方法将断肢重新接回原位，称为断肢再植或肢体再植。离断肢体如果采用干燥、低温的方式保存（图5-16），可以延长再植时间至24～48h。现场立即止血，包扎伤肢残端；如离断肢体尚有部分组织相连，严禁人为离断；断肢在现场不清洗，不涂药；离断肢体连同伤病人一同转运；送院的最佳时间是6h以内。

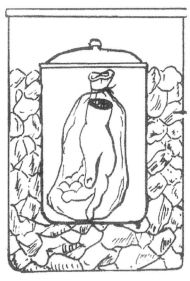

图5-16 离断肢体干燥、低温保存示意图

3. 异物

若异物为泥沙等可用清洁流动水冲走；若为匕首等锐器嵌入伤口，切勿试图清除，因为可能加重伤势；异物当阻塞呼吸道无法呼吸时可拔出；应在异物两侧放敷料直接压迫止血，抬高患肢；为防止异物移动，在异物周围用绷带包扎固定；尽快送往医院。

五、环境急症

（一）中暑

中暑是指人体在高温环境下，由于水和电解质丢失过多、散热功能障碍，引起的以中枢神经系统和心血管功能障碍为主要表现的热损伤性疾病，是一种威胁生命的急症，因中枢神经系统和循环功能障碍导致死亡、永久性脑损害或肾衰竭。高温环境作业，或在室温＞32℃、湿度较大（＞60%）、通风不良的环境中长时间或强体力劳动是中暑的致病因素。

1. 脱水

高温环境作业、运动、呕吐、腹泻引起体液流失，即会发生脱水。如未能及时补充液体或处理，可能会导致休克。

脱水的征象：乏力、口渴或口干、头晕、意识不清、尿量比平时减少。

脱水的处理：如果怀疑某人脱水，立即联系医务人员。避免脱水的最佳措施是预防，确保饮用和进食充足的食物以使身体保持水分。

2. 热痉挛

出汗后水和盐分大量丢失，仅补充水或低张液、补盐不足造成低钠、低氯血症，临床表现为四肢肌肉、腹部、背部肌肉的肌痉挛和收缩疼痛，尤以腓肠肌为特征，常呈对称性和阵发性，也可出现肠痉挛性剧痛。

热痉挛的征象：肌肉痉挛、出汗、头痛。

热痉挛的处理：取得急救箱；让患者休息并降温；让患者喝一些含糖和电解质的液体，例如运动饮料或果汁，如果没有的话就喝水；在患者能够忍受的情况下，可用毛巾包裹一袋冰水敷在痉挛区域不超过20min；症状无缓解或加重，拨打120，尽快送医院。

3. 热衰竭

热痉挛等轻微症状可迅速转变为热衰竭，这就是识别高温相关急症并实施急救的重要原因所在。

热衰竭的征象：恶心、头晕、呕吐、肌肉痉挛、感觉晕厥或疲劳、大量出汗。

热衰竭的处理：取得急救箱；拨打120；让患者在阴凉的地方躺下；尽可能多地脱掉患者的衣服；喷洒凉水，给患者降温；如果患者有反应并能喝水，可以让患者喝一些含糖和电解质的液体。

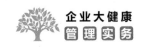

4. 热射病

如果未及时识别和处理，热相关症状可迅速恶化。热射病是一种危及生命的危险病症。

热射病的征象：意识不清、晕厥或感觉疲劳、头晕、恶心或呕吐、肌肉痉挛、抽搐。

热射病的处理：拨打120；将患者放入凉水中，水深最多没到脖子，或者往身上喷洒凉水；如果患者失去反应，并且呼吸不正常或者仅有濒死叹息样呼吸，应实施心肺复苏。

（二）冻伤

冻伤即冷损伤，是低温作用于机体的局部或全身引起的损伤。低温强度和作用时间、空气湿度和风速与冻伤的轻重程度密切相关。慢性疾病、营养不良、疲劳、年老、神志不清、痴呆、醉酒等是冻伤的易患因素。

冻伤的征象：冻伤区域的皮肤发白，呈蜡黄或黄灰色；冻伤部位冰冷麻木、变僵硬，皮肤无法推动。

冻伤的处理：确保现场对救护者和冻伤者都是安全的；将患者移到温暖处；取来急救箱；拨打120；脱掉潮湿或紧身的衣服，沾干患者身体；为患者穿上干的衣物，并盖一条毯子；从冻伤部位取下紧贴的戒指及手镯等。

复温方法：将冻肢浸泡在42℃温水中，至冻区皮肤转红，尤其是指（趾）甲床潮红，组织变软为止，时间不宜过长，对于颜面冻伤，可用42℃的温水浸湿毛巾，进行局部热敷。在无温水的条件下，可将冻肢置于自身或救护者的温暖体部，如腋下、腹部或胸部，以达复温的目的。在就医前，如果认为患者有可能再次冻伤，不要尝试给冻伤的身体部位解冻。不要揉冻伤部位，这可能造成损伤。救治时严禁火烤、雪搓、冷水浸泡或猛力捶打冻伤部位。

（三）动物咬伤

当被动物咬破皮肤时，必须要考虑可能感染狗或野生动物身上所携带狂犬病毒的风险。

现场救护：确保现场对救护者和被咬伤者都是安全的；如果是动物咬伤，务必用大量肥皂水冲洗伤口；用毛巾裹住一袋冰水敷在受伤部位，可帮助缓解肿胀，时间不超过20min；如果合并大出血，应包扎止血，尽快送往医院；对于任何破皮的咬伤，均应到专业医疗机构注射狂犬疫苗。

（四）蛇咬伤

如果有人被蛇咬伤，可以根据伤口颜色或咬痕识别蛇的种类。如果不能确定，应假定蛇有毒。

毒蛇咬伤的征象：咬伤部位疼痛且不断加剧，咬伤部位肿胀，恶心、呕吐、出汗或乏力。

蛇咬伤的现场救护：确保现场对救护者和被咬伤者都是安全的；取得急救箱；穿戴个人防护用品；请另一成年人帮忙疏散该区域内其他人员，同时拨打120；让被咬伤者不动并保持平静；除去任何紧身衣服和首饰；用清水和肥皂轻柔清洗咬伤部位；陪伴被咬伤者，直到医务人员到场；如果伤者失去意识、呼吸不正常，给予心肺复苏。

第五节　远程医疗

一、概述

随着计算机、医学图像、医学信息和网络等技术的发展，为远程医疗服务提供了技术平台，以一种新的医疗服务形式展示在人们面前。远程医疗可以克服医疗资源匮乏及空间障碍，提高医疗服务质量。利用远程医疗技术，可跨越空间障碍、地域障碍，实现异地疾病诊断及健康监测等医疗服务项目，特别对于偏远地区企业项目、野外勘探开发、地质救灾、急救等进行远程医护、远程监测及远程指导具有良好的现实意义；远程医疗还可以使医学专家几乎同时对在不同地域的患者进行会诊，或者多个地域的医学专家对同一个患者进行联合会诊；远程医疗也有利于医学教育培训工作的开展，允许医务工作者更加容易地请教专家和分享实践经验。

二、内容

（一）远程医疗的定义

作为一种新型医疗服务形式，从广义上来讲，远程医疗是使用远程通信技术、全息影像技术、新电子技术和计算机多媒体技术发挥大型医学中心的医疗技术和设备优势，对医疗卫生条件较差的或特殊的环境地区提供远距离医学信息和服务。远程医疗包括远程诊断、远程会诊、远程手术、远程护理、远程教育和远程医疗信息服务等所有医学活动。从狭义上来讲，远程医疗包括远程影像学、远程诊断、远程会诊、远程手术和远程护理等医疗活动。

（二）远程医疗的分类

远程医疗涉及的因素有很多，比如实时性、实现的目标、应用场景、通信媒体、专业学科等。针对上述因素，远程医疗的分类方式有多种，具体如下：

（1）按实时性远程医疗分为三类，即非同步远程医疗、远程患者监控和实时交互远程医疗。

① 非同步远程医疗：将获取的医学数据（如医学图像、生理学信号等）存储并转发给医生，医生方便时下载数据，进行离线评估，它不需要双方同步（同时）处理。典型

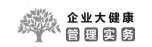

的非同步远程医疗多应用于皮肤病学、放射学和病理学等领域。

②远程患者监控：也称远程监测，医护人员使用各种技术设备远程监控患者。这种方法主要用于管理慢性病或特定疾病，如心脏病、糖尿病、支气管哮喘等。这些服务能提供病情数据，与传统方法相比能为患者提供更大的满意度，且成本较低。常见于远程动态血压、血糖及心电监测等领域。

③实时交互远程医疗：也称为视频会议式远程医疗，通过交互式远程医疗服务实现医患之间的实时同步交互，为患者和医护人员之间提供实时互动。视频会议广泛用于各种医疗活动中，包括医疗管理、临床诊断、咨询和患者监测等方面。

（2）按实现的目标则分为以检查诊断为目的的远程医疗诊断、以咨询会诊为目的的远程医疗会诊、以教学培训为目的的远程医疗教育培训和以家庭病床为目的的远程病床监护等。

（3）按应用场景则分为偏远地区远程医疗、事故急救远程医疗、救灾远程医疗、战场远程医疗等。

（4）按通信媒体则分为电话远程医疗、卫星远程医疗、网络远程医疗、手机远程医疗等。

（5）按专业学科则分为放射科、病理科、皮肤科、心脏科、内镜及神经科等多种远程医疗，其应用范围还在增加，大有覆盖所有医疗专业的趋势。

（三）远程医疗服务的内容

根据上述远程医疗的定义及分类，偏远地区企业项目医务室和急救站应充分发挥远程医疗优势，利用国内医学专家资源和智能化健康设备及软件，与远程医疗平台互联互通，根据员工身心健康状况，实现员工自主申请的视频医生远程咨询；医务人员申请的专科或多学科联合实时交互式远程会诊、远程诊断；以及远程教育培训、实时健康监测及健康管理等内容。

三、远程医疗流程

（一）视频医生远程咨询

（1）员工根据自身的需求（如检查检验报告解读、健康咨询、用药咨询等）使用经远程医疗平台授权的视讯软件或企业健康小屋内的视频电话进行呼叫，等待值班医生接通，通常等待时间不超过10s。

（2）远程医疗平台视频医生24h值守，通常会在10s以内接通视频电话，针对员工提出的问题予以解答，给予报告解读、身心健康指导及用药指导等。

（3）远程医疗平台视频医生均为全科医师，当员工咨询的内容超出视频医生的执业范围或无法提供更专业、更精准的解答时，视频医生会建议并协助员工申请远程专科会诊。

（4）结束。

（二）远程会诊流程

远程会诊流程如图 5-17 所示。

（1）根据医生建议或患者要求，邀请方医生在远程医疗平台上填写远程会诊申请单。

（2）邀请方医生收集患者病历数据信息上传至远程医疗平台。

（3）远程医疗平台工作人员审核患者病历资料是否符合要求，审核通过后通过电话、短信、微信等方式通知受邀方会诊中心，受邀方会诊中心可以通过远程医疗平台共享患者电子病历数据信息。如果审核不通过，通知邀请方医生修改申请信息或补传病史资料。

（4）受邀方会诊中心工作人员收到会诊申请，审核通过后联系会诊专家，确定会诊时间和会诊地点。此时远程医疗平台通过电话、短信、微信等方式通知邀请方医生、受邀方会诊中心、受邀方医生及患者，同时把该患者的申请信息和电子病历数据信息共享给会诊专家；如果申请信息或患者资料不完整，则驳回并填写驳回理由，远程医疗平台通过电话、短信、微信等方式通知邀请方医生。

（5）受邀方医生审核并阅览病史资料，若需补充病史资料，则驳回，此时远程医疗平台通过电话、短信、微信等方式通知邀请方医生，邀请方医生按照要求补传病史资料。

（6）邀请方及受邀方工作人员准备好视频设备，邀请方及受邀方医生和患者准时到达远程会诊中心（室）参与会诊。

（7）邀请方和受邀方医生通过视频讨论患者病情，交换诊疗意见。

（8）会诊结束，受邀方医生书写诊疗意见书并上传至远程医疗平台。

（9）邀请方医生通过远程医疗平台获取共享的诊疗意见，作为患者病史资料保存。

（10）双方医务人员开展"双方互评"活动。

（11）结束。

（三）远程诊断流程

远程诊断流程如图 5-18 所示。

（1）由患者或医生建议提出申请，提交远程诊断申请至远程医疗平台，明确诊断目的。

（2）邀请方医生收集患者病历数据信息上传至远程医疗平台。

（3）远程医疗平台工作人员审核患者病史资料是否符合要求，审核通过后通过电话、短信、微信等方式通知受邀方会诊中心，并共享患者病史资料给受邀方会诊中心。不符合规范则联系邀请方医生修改申请信息或补传患者病史资料。

（4）受邀方会诊中心工作人员收到申请，审核患者病史资料和申请信息，如果信息无误则联系诊断医生并确定诊断时间，远程医疗平台通过电话、短信、微信等方式通知邀请方医生及患者、受邀方会诊中心、远程诊断医生具体诊断时间和线上诊断室；如果

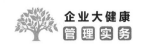

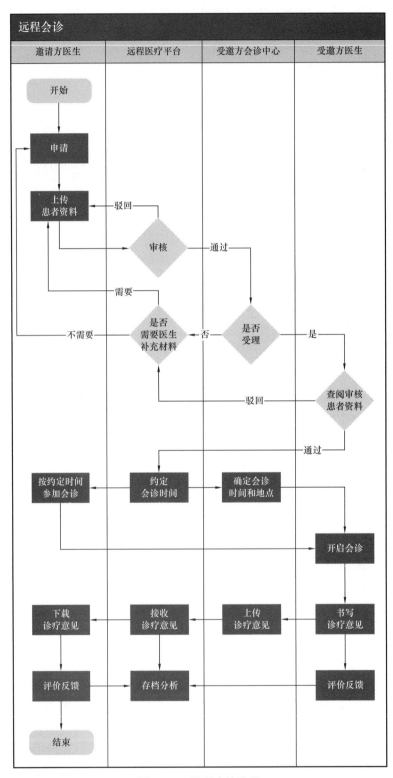

图 5-17 远程会诊流程

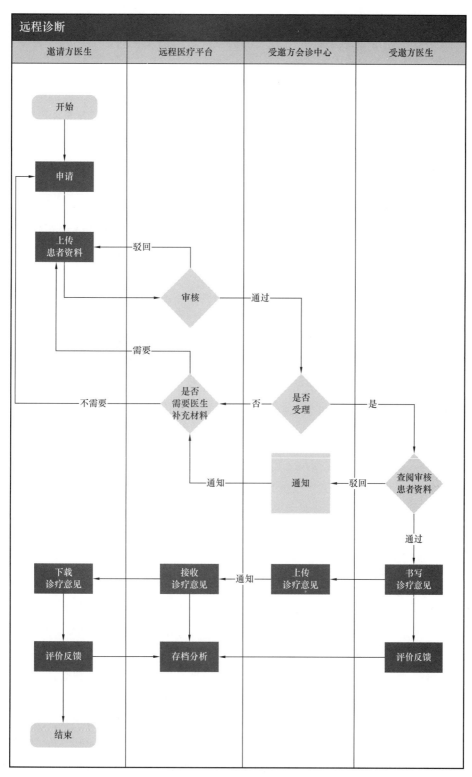

图 5–18　远程诊断流程

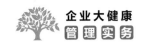

患者病史资料有误则通知邀请方医生重新补充信息。

（5）受邀诊断医生下载患者病历或现场检查，最后做出远程诊断结果并由受邀方会诊中心工作人员上传至远程会诊平台。

（6）邀请方医生阅读远程诊断报告，并作为患者病史资料保存。双方医务人员开展"双方互评"活动。

（7）结束。

四、远程医疗平台建设

为了便于偏远地区企业项目医务室或急救站的医务人员开展远程医疗活动，提高工作效率，需要按标准统一搭建远程医疗平台。远程医疗平台建设包括远程医疗专网建设和远程医疗系统建设两部分。

（一）远程医疗专网建设

远程医疗专网建设应参照国家局域网络建设规范和标准严格执行，并考虑未来业务发展和行业发展趋势及应用的便捷性。远程医疗专网传输的数据主要是影像、电子病历、多媒体等，为保证远程医疗业务（如影像和视音频数据）的传输质量，专网应采用纯光纤网络链路，且带宽不小于 100M，以确保链路传输质量稳定。

（二）远程医疗系统建设

（1）硬件部分包括：视讯一体机、计算机、高清显示屏、麦克风、音箱、扫描仪、打印机、投影仪等。另外可根据员工健康状况及健康监测需要，选择性地配备远程动态血压计、血糖仪、动态心电图及其他可穿戴性医疗设备或健康监测一体机等。

（2）软件部分包括：远程会诊管理系统、健康管理及监测系统，以及与上述硬件配套的系统软件等。

五、远程医疗平台建设案例

塔里木油田公司作为我国第三大油气田和西气东输主力气源地，是新疆地区最大的油气田企业和中国石油最具发展潜力的地区公司之一，总部位于新疆库尔勒市。塔里木油田下属 7 个油气开发部，工作区域地处新疆自治区南部塔里木盆地，工作区域自然环境恶劣，号称"死亡之海、生命禁区"，长期的外部作业对员工身心健康造成严峻的考验。同时，员工年龄结构老龄化、生活方式不健康、职场压力等，让越来越多的员工面临亚健康、慢性病、心理健康、疾病意外等问题困扰。塔里木油田公司在项目基地等配置了 23 个医疗点，并安排有驻场医护人员，一定程度缓解了员工的基础医疗及现场急救问题。但因缺乏规范的健康管理场所、健康检测设施设备及健康管理平台等，塔里木油田公司对员工健康状况不能有效评估，重点员工无法有效跟踪管理，不能有效开展健康管理与服务工作，存在员工疾病意外不能得到有效控制的风险，由此设立了健康小屋。

健康小屋是基于互联网医院平台，向企业员工输出健康管理服务的智慧设备系统，是针对企业健康管理与服务开发的线上线下一体化的企业级健康管理系统云平台。健康检测一体机集成了 11 项常规检测内容，覆盖常见慢性病全面的健康指标，准确度可达到医疗级。员工扫码检测后，数据上传至其个人健康档案，员工和医生同时可以查看健康检测数据，医生对于健康数据指标的异常值或危急值，可以随时联系员工，及时干预指导；同时健康小屋也集成了个人电子血压计、血糖仪、体脂秤、睡眠毯、运动手环等一系列健康设备，实现了各种检测设备检测数据的统一归集入档。健康小屋的建设，有效实现员工健康指标的全面检测、及时干预、连续跟踪，解决了数据集成、实时入档等瓶颈问题，为企业健康管理医生进行慢性病管理、健康跟踪提供了有效的依据，成为企业推进健康企业建设的有效抓手和依托。

搭建健康小屋，建立企业员工健康管理与服务体系。该健康小屋集成了健康检测一体机、远程视频话机、理疗设备、健康宣教大屏、AED 急救等智能化医疗设备，具备"检测、诊断、药品、治疗、宣教、急救"等六项服务能力。通过健康小屋的视频医生、电话医生，可以及时方便地解决员工体检报告解读、慢性病咨询、用药指导等问题。同时互联网医院与院内注册在线的各专科主任，以及北上广外部专家资源建立业务协同关系，企业员工可以通过健康小屋的视频系统，预约专科专家的远程视频会诊，及时解决重大疾病的诊疗方案和急症情况的远程指导。健康小屋的建设在实现企业常态健康管理与服务的同时，又可以实现优质医疗资源的下沉可及，及时解决重大疾病的诊疗指导，为企业员工健康做好最后防线。

第六章

航空医疗转运

第一节　地面急救医疗服务体系与航空医学服务的一体化

一、急救医疗服务的基础

急救医疗服务体系（Emergency Medical Service System，EMSS）是由院前急救、院内急诊科诊治、重症监护病房（ICU）和各个专科"绿色生命通道"有机结合组建起来的一种急救医学模型。EMSS基本任务就是使院前医护人员及时到达急危重伤患者的身边，并进行现场评估、给予初步处理或紧急抢救，然后安全地将患者护送到就近医院的急诊室或ICU做进一步救治，为抢救伤病员生命、改善预后争取时间。

对于城市居民，可以快速获得紧急医疗和专业护理，相应的偏远地区企业员工及位于海外的企业员工在获取医疗保障过程中仍然面临挑战。航空医疗转运被视为患者院前护理的关键环节，为需要接受医疗干预的患者争取到救治机会和救治时间。适宜的航空医学转运可以使得脑卒中、心肌梗塞和外科急症等患者得到及时的救治。此外，航空医疗转运不受限于地形和距离，可以随时根据患者的状况和提供设施的地理可及性进行国内和国际的医疗转运。

西方国家航空急救转运始于1870年，起步早、发展快，已经形成完备体系。随着我国国力的增强、航空科技的发展，航空转运重症患者的病例也明显增多。国家卫生和计划生育委员会印发的《突发事件紧急医学救援"十三五"规划（2016—2020年）》强调：推进航空医疗转运与救治，规范医学救援管理。国务院印发的《"十四五"国家应急体系规划》强调：加快建设航空应急救援力量。在医疗转运后送过程中，将患者及时有效地运送到专科医院，是提高救治成功率、降低致残率和病死率的重要手段，已成为完善航空医疗转运体系发展的必然趋势。

急救医疗服务体系中的每个要素都直接影响对患者提供救护服务的治疗。尽管现代医学发展日新月异、诊疗技术与EMSS不断改善，但跨国航空医疗转运涉及航空、机场、飞行器、国家层面等多部门配合协作，工作协调和联络机制复杂。空中转运前病情、禁忌症准确评估是航空医疗转运的安全基础；患者转运前合理的物资和医疗准备，患者上机、下机过程中搬运和安置的方法，以及航运过程中对病情变化的快速识别和应对是成功转运的关键；转运后绿色通道的启动，多学科的合作是成功转运的保障。航空医学服务的医疗负责人必须熟悉急救服务及航空转运过程所涉及的所有环节。服务与体系的一体化是确保能够为需要医疗服务的患者提供及时无缝对接的急救救护。

二、航空医学救援工具的特点

航空医学救援又称航空医疗救援或空中医疗救援，是指借助航空飞行器提供紧急医疗服务和突发公共事件医疗救援，包括伤病员的生命支持、监护、救治和转运，特殊血液和移植器官的运输，以及急救人员、医疗装备和药品的快速运达，以排除交通、距离、地形等影响，缩短抢救转运时间，使伤病员尽快脱离灾害或危险，达到减少致残率和死亡率的目的，同时也是一项对医务人员身心素质、操作技能和医疗装备等要求严格、专业性很强的特殊医疗急救。具有快速、高效、灵活、及时、范围广、受地域影响小等特点，但易受到气象、航空管制、机降场、地面保障等因素的限制。

根据航空飞行器类型，航空医疗转运方式主要分为直升机转运（Helicopter Emergency Medical Service，HEMS）和固定翼航空医学救援（Fixed Wing Air Ambulance，FWAA）。医疗转运工具如图6-1所示。

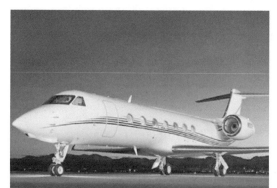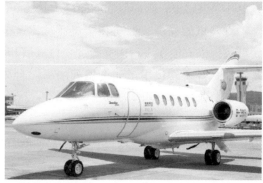
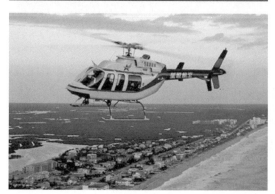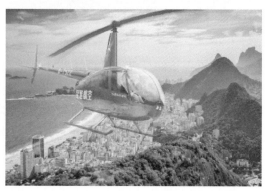

图6-1　医疗转运工具

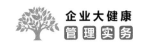

（一）直升机

1.优势

直升机项目的服务区大于地面救护车的服务区，但小于飞机的服务区。直升机项目的服务区通常在 161～241km。大多数直升机能够在 1～1.5h 覆盖该距离，仅相当于地面转运时间的 1/3～1/4。

如果出发和到达机构都有现场直升机停机坪或着陆区，则直升机可提供"门对门"的上门服务。直升机的起飞和着陆只需要一个没有障碍物的小且平坦的区域。

直升机还能够到达其他转运方式无法进入的地方，并可避免地面障碍和交通延误。

2.缺点

如果没有适当的着陆区域，则寻找和确定着陆区所需的时间可能会抵消直升机在速度方面的优势。受限的空间和重量限制可能会给患者的最佳护理带来重大障碍。无论直升机的大小如何，重量和平衡限制都是每次飞行应该考虑的重要因素。高湿度、高环境温度和高海拔会降低直升机可以承载的有效负荷。

3.飞行生理学

飞行生理学也会影响直升机的转运。一般认为，只有飞行高度达到 2438.4m 以上时才会影响患者及机组人员。但并非总是如此，如果机组人员在飞行时有鼻窦问题、耳朵问题或上呼吸道感染，则即使 304.8m 或 609.6m 的高度变化都会使他们感受到气压变化的影响。

直升机的噪声、振动和湍流通常比其他转运工具更严重，应该向清醒患者提供头戴式耳机，以方便在飞行中交流，头戴式耳机对听力也有保护作用。

在直升机转运中可能会遇到的另一种感觉系统并发症是晕动症。在恶劣多变的天气条件下，该问题可能最严重。

4.常见机型

目前主流 HEMS 直升机多采用三吨级的轻型双发直升机，如空客的 EC135、阿古斯塔的 AW109、麦道的 MD902 和贝尔的 Bell429。

（二）固定翼飞机

1.优势

固定翼飞机的行驶速度通常快于其他类型的转运工具，而且覆盖的服务区范围也更大。对于超过 241～322km 的转运，通常会考虑使用固定翼飞机。

固定翼飞机舱通常比直升机舱大，许多固定翼飞机可以转运两名患者和两名或两名以上医务人员或家属。重量限制、天气、噪声、振动和湍流对于固定翼飞机的影响程度低于对直升机的影响。

加压机舱消除了生理气体定律的不良影响，且可让转运过程更安全、更舒适。

2.缺点

使用固定翼飞机最大的限制是需要在机场着陆。这意味着患者需要多次转运，从医院到地面救护车（或直升机），以及从救护车 / 直升机到固定翼飞机。

固定翼飞机转运中的主要问题是飞机内部医疗配置的适当性和安全性。患者担架、氧气罐和机上的医疗设备可能不适合飞行，或可能未被适当固定。氧气和电气系统可能不适合长时间转运。在与任何固定翼飞机代理商签约之前，转运团队应对固定翼飞机的医疗配置进行全面仔细地检查。

3.常见机型

固定翼飞机的主流机型包括道尼尔 -328（Dornier-328）大型固定翼喷气式空中救护车，庞巴迪里尔（Bombardier Lear Jet）85、60，达索（Dassault）猎鹰系列等中远程固定翼喷气式空中救护车，豪客比奇（Hawker Beech）的空中国王（King Air）、酋长（Chieftain）等中短程固定翼涡轮螺旋桨式空中救护车和庞巴迪里尔（Bombardier Lear Jet）35 型、豪客比奇（Hawker Beech）400A 等中短程固定翼喷气式空中救护车。

三、航空医疗转运的分类

（1）根据不同的运载工具，可以将航空医疗转运分为以下四种：直升机转运、医疗专机转运、商业航班转运和非医疗专机转运，具体见表 6-1。

表 6-1　航空医疗转运方式

航空医疗转运分类 （不同运载工具）	说明
直升机 （Helicopter Emergency Medical Service，HEMS）	适用于中近程伤病员的院前和院间医疗转运，尤其是转运路线拥堵或者由于地形和地理环境特殊导致地面转运困难或不能到达的情况
医疗专机 （Air Ambulance，AA）	适用于中长程距离跨省跨国甚至跨洲际伤病员转运，经过充分医疗评估后可以使用医疗专机转运病情危重、途中需要重症医疗专家团队监护、持续使用高级生命支持设备和药品保障伤病员病情相对平稳地到达目的地。医疗专机上通常需要配备安装航空适航的生命支持系统，以及满足航空医疗转运过程中持续充分使用的医疗药品、耗材、血浆、氧气及航电供应。免疫力低下或患传染病的伤病员转运还需要使用专门的胶囊式密封隔离舱，如图 6-2 所示
商业航班 （Commercial Flight，CME）	适用于病情相对平稳，途中不需要持续治疗或仅需要简单维持性治疗的伤病员转运，并且向航空公司提交医疗特殊旅客乘机申请（MEDIF），得到航空公司允许的；还适用于病情相对平稳，为了获得更好治疗和康复，自行乘坐商业航班到目的地医疗机构就诊的患者
非医疗专机	境外中资企业或者偏远地区项目长期或者临时租用的商业飞机（包括直升机、固定翼飞机），通用于项目地短期内无商业航班或联系不到医疗转运公司，伤病员病情相对稳定、途中不需要持续治疗或仅需要简单维持性治疗的转运，需要租用能够满足医疗转运要求的飞机。也适用于短时间内无法联系到专业包机，但伤病员情况又需要紧急转往较远距离的医疗机构进行急救的时间关键性病例

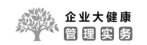

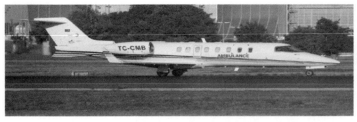

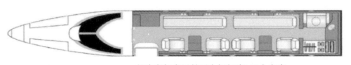

机内空间布局是两个担架席+四个坐席

图6-2 固定翼飞机Lear Jet 45——医疗专机

（2）根据医疗转运具体目的和意义的不同，可以区分为三类：

Ⅰ类医疗转运：适用于发生呼吸、心跳骤停的伤病员急救，或病情急剧恶化、生命体征难以维持稳定、存在威胁生命严重疾病等，伤病员急需在可能的最短时间内，转运到具有充分医疗抢救条件的急救中心获得医疗救治的场景，是以抢救生命和稳定生命体征为目的的医疗转运行为，通常是从项目现场到邻近的急救中心或从初级的医疗服务机构转运到高级医疗急救中心的过程。

Ⅱ类医疗转运：通常适用于伤病员已在海外项目就近医疗急救中心进行抢救治疗，生命体征和病情得到初步稳定，但是伤病情较为严重和复杂，仍然存在病情恶化的较高风险，需要在一定时间内转运到邻近中心城市甚至邻近国家设施设备先进、医疗质量和水平更高的医疗中心进一步检查治疗，以明确诊断和对原发伤病情及并发症进行更及时、专业和彻底的诊治，获得更好伤病预后为目的的医疗转运行为，通常将伤病员从当前住院的医疗机构转运到更高级的大型综合医疗中心或专科医疗机构。

Ⅲ类医疗转运：适用于伤病员已经获得充分必要的医疗救治，病情稳定，生命体征平稳，可以返国回家休养，或者需下一步转运至康复中心进行康复治疗的情形。通常是安排伤病员搭乘商业航班，并根据病情和路途中所需的医疗照护条件，安排随行医生或护士携带适当的医疗器材和药品进行协助。

实施伤病员医疗转运目的是寻求或完成必要或更好的急救和诊疗措施以期改善预后。根据不同类型的医疗转运需求，快速反应，提前了解项目所在国家和地区周边医疗救援和航空转运能力与资源，根据搜集到的信息，组织专家进行科学研判和决策，通过事先建立合作联系的有质量和信誉保证的服务商，高效地组织和实施航空医疗转运，以达到伤病员得到更及时救治和更佳预后。

四、航空医疗转运在偏远地区应急保障中发挥的作用

航空医疗转运作为一种安全、高效、机动性强、范围覆盖广的急救手段，是现场应

急救援的延续，将医疗应急事件发生现场与急救中心及设施水平更为先进的医疗中心或医院联系在一起，形成了一个高效的医疗救治网络，有力地保障医疗救治达到一个最佳的水平。

同时，航空医疗转运不仅仅要求转运过程中的医疗救治不能中断，同时也要针对航空飞行本身对人体生理及伤病情的影响有比较精准的理解和判断，在航空医疗转运前进行专业细致的评估与方案拟定，转运前做好充分的医疗物资、生命支持设备和专业医疗团队准备，保障航空医疗转运得以安全高效地实施，为后续救治创造有利条件。

对于身在偏远地区或当地医疗条件差、需要远距离快速将患者转移到医疗条件较好的地区时，航空医疗转运发挥着重要的作用。在某些情况下，医疗应急救护的成功与否，很大程度上取决于及时、专业的航空医疗转运。

当员工突发伤病时，除了给予现场应急处理，很重要的是将有较高医疗健康风险的员工尽快以适当的方式转运到附近的急救中心，甚至必要情况下继续后撤至周边国家地区较先进医疗设施和水平的医疗中心或医院，进行进一步充分医疗救治。医疗救援和航空医疗转运保障能力，在海外中资企业和偏远地区的医疗应急处置中具有尤其重要和特殊的作用。

五、转运人员资质及组织管理

航空医疗转运能够使患者获益的原因在于转运速度和急救医护人员的特殊技能。现场医护人员是医疗应急处置的专业主体，主体责任主要体现在具备医疗应急所需的各项急救理论和专业技能，如通过美国心脏协会（AHA）下属认证机构的基础生命支持技术（BLS）和高级心脏生命支持技术（ACLS）及国际创伤生命支持技术（ITLS）的培训、考核及资格认证，具备急诊、内外科、骨科、ICU等相关专业背景和临床工作经验，能在项目现场对常见急性病和创伤进行合理恰当的急救处置，做好日常员工健康管理，了解员工身体健康状态，了解航空医疗的基础理论和基本知识，能够根据伤病情和有效医疗信息进行初步评估和判断，为航空医疗转运的决策提供专业意见，为航空医疗转运进行准备，并在紧急和特定的情况下能够作为转运医生实施伤病员的转运。现场医护人员需要具备的急救技能培训课程和资质认证内容见表6-2。

现场医护人员的应急主体责任也体现日常工作中在现场应急体系建设方面发挥的作用，例如对于项目员工ERT的定期急救技能培训与考核、拟定应急演练脚本、制订计划和指导应急演练、对海外项目员工和管理人员进行医疗急救科普讲座等。现场医生也要负责帮助海外项目调研周边的急救中心、中心城市设施较先进的医院及医疗中心，帮助调研医疗救援机构和专业医疗包机公司等，给予专业评估意见等。

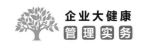

表6-2　现场医护人员需要具备的急救技能培训课程和资质认证内容

急救资质	培训课程内容
基础生命支持（BLS）	（1）成人、儿童、婴儿心肺复苏术。 （2）心脏电击除颤与自动体外除颤器（AED）操作使用。 （3）成人、婴儿气道梗阻处理方法与操作技术
高级心脏生命支持（ACLS）	（1）有效的复苏团队组织与管理。 （2）美国心脏协会（AHA）经典病例：呼吸系统急症的处理及高级气道设备的使用，室颤的心肺复苏（CPR）与AED施救，室颤/无脉搏室速（手动除颤器），无脉搏心电活动，心室停搏，急性冠脉综合征，心动过缓（紧急经皮起搏），稳定型心动过速，不稳定型心动过速，急性脑卒中。 （3）仿真病房案例组合练习（呼吸管理、监护、除颤、起搏、输液、用药流程组合）
国际创伤生命支持（ITLS）	（1）理论课程：现场评估，伤者评估，气道处理，休克，头、胸、腹部、脊柱及四肢创伤，烧伤、儿童、老年人和怀孕伤者的特别处理技能。 （2）实践操作：伤者评估三步法；困难气道处理（口咽管、鼻咽管、联合气道、喉罩、喉管、气管插管、可视喉镜），盆腔固定器应用，徒手脊椎固定术、颈托和成人儿童脊柱板的应用，交通事故模拟［肯德里克救援装置（KED）应用及快速解救法、头盔解除术］，铲式担架规范应用，旋压式止血带、可塑夹板及牵引夹板使用，胸部针刺减压，环甲膜穿刺，骨内输液，呼末二氧化碳监测。 （3）综合创伤案例练习

　　建立完善医疗应急预案（Medical Emergency Response Plan，MERP），在需要医疗救助的前提下，为应急医疗人员及相应物资可快速提供完备的咨询建议及治疗方案，不仅包括规划内部医疗资源，而且还包括规划来自外部医疗服务提供者的支持，如救护车运输、紧急医疗服务、诊所和医院。提前做好这项准备，对于确保重伤得到及时处理和对轻伤进行适当的治疗以避免未来的并发症至关重要。

　　现场应急工作事项应考虑人、财、物、流程及制度五个方面（表6-3），通过不断地培训和演练，使现场医护人员、相关管理人员及急救团队能熟悉掌握MERP，保证发生医疗应急事件时，能够顺畅高效地运行。

表6-3　医疗应急反应

现场应急工作事项	描述
人	现场医护人员作为医疗应急专业主体（具备AHA、BLS、ACLS和ITLS的急救技能和资质认证），建立现场急救ERT团队
财	每年应急体系建设的财政专项预算支持；应急事件处置所需资金筹备
物	现场急救物资（建立物资清单、日常维护程序、物资补充更新流程）、急救箱（包）及AED现场配置和安放

续表

现场应急工作事项	描述
流程	建立现场应急反应流程标准，岗位责任明确，标准规范清晰。 定期组织现场急救培训（CPR+AED 操作、止血、包扎、固定和搬运急救技能）；定期组织不同范围的应急演练，以达到快速准确、协调一致
制度	建立应急事件管理制度，编入管理体系。重点内容进行公示和宣传（急救员 ERT 信息、应急报警电话、应急处置方案）

第二节　航空医疗转运标准与转运工具的选择

最适合的患者转运工具的选择受几个因素的影响，转运工具的可用性、时间、距离、天气、地理位置、患者状态和转运物流都是要解决的重要问题。选择过程应包括审查每种转运工具潜在优势和劣势，使益处大于风险。

一、航空转运决策

预警阶段医疗转运的医学必要性最终由企业领导小组决定。可参考企业现场医生或通过互联网通信远程专家会诊，在获取必要医疗信息、评估转运方式和时机、充分讨论排除医疗转运禁忌症的情况下，做出医疗转运的合理判断。推荐使用"四步医疗转运决策表"帮助转运的决策过程，见表 6-4。

表 6-4　四步医疗转运决策表

步骤	过程	考虑事项或措施
1	评估患者	评估患者实际和潜在疾病或伤情，预测转运过程中可能发生的严重并发症
2	评估所需医疗护理	转诊医院或事故现场可提供哪些护理？在转运之前或期间，患者需要什么护理
3	转运时间是否关键	如果"不关键"，则确定合适转运工具的可用性；如果"关键"，请考虑转运机构到转诊机构所需多长时间
4	转运的物流过程	可用资源、天气、地面交通和可达性

摘自：航空医学转运指南.1版（M）.北京：人民卫生出版社，2019：51。

二、航空转运标准

关于选择航空医疗转运的标准，通过表 6-5 中多维度条件进行描述。

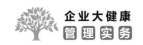
企业大健康
管理实务

表6-5　航空医疗转运标准

时间和距离标准	
转运时间	患者的临床状况要求在医院外环境中花费的时间尽可能缩短
转运延误	与地面医疗转运方式相关的潜在延误可能会导致患者临床状况恶化，例如交通堵塞、施工、道路障碍、高速公路出口的位置、洪水、降雪或较远距离都可能导致转运延误
及时治疗	患者病情危急，时间紧迫，需要在转诊机构（或现场）及时接受特定治疗，以便最大限度地降低并发症发生和/或死亡率
转运距离	离最近合适接收的医疗机构太远，如采用地面救护车转运无法安全且及时送达患者，应考虑HEMS救援直升机或固定翼医疗专机转运患者
物流标准	
重症治疗和护理	患者在转运过程中需要重症医疗护理和生命支持（专业人员、药物、医学监测和生命支持设备），而当地的救护车服务无法提供
当地医疗救援资源	当地的地面医疗转运机构无法承担远距离重症医疗转运任务
不可接近的区域	患者位于常规地面交通无法进入的特殊区域，救护车无法到达或离开特定位置。交通堵塞、道路障碍或条件、天气相关事件（洪水、降雪）、道路塌方、地质灾害、荒野或其他地理因素都可能导致地面交通无法畅行，需要直升机HEMS进行伤病员转运

三、转运方法的一般考量

在做出医疗转运决定时必须考虑多个因素，包括患者的病理生理状态；转运团队的培训与水平、患者需要的紧急确定性治疗、航空器的位置、转运团队及转诊和接受机构。其他重要考虑包括转运能力覆盖距离、地形及本地交通状况等。

任何时间关键性疾病或损伤都适合航空医学转运。有些特定医学状况明显具有时间关键性，包括：（1）需要立即转往附近急救中心或区域设施先进的医疗中心寻求专业急救与护理；（2）有限的院前时间窗口可能影响患者结局；（3）患者被快速转运接受确定性治疗，该治疗可能对患者结局产生正面影响。

创伤性损伤、急性冠状动脉事件或急性脑卒中患者是航空医学转运的潜在强证据适应症。其他患者可能存在不太明显的时间敏感性状况，但也可能从航空转运明显获益。如果创伤受害者持续出现能量转移，但是没有明显可见的损伤，则存在航空医疗转运的时间敏感性需求，以寻求专门进一步的创伤评价。在没有足量专科创伤中心的地区，可能更加依赖航空医学资源，以便这些类型的患者能前往创伤中心就医。

另外，如果有地面危重转运团队可用，转运过程中需要重症监护且不受累于时间依赖性状况的患者更适合由此类团体转运。

根据调查，航空医学转运抵达接收医院的速度比同时调派的地面转运要快，距离现场的距离超过72.4km时，即便航空转运调派时间晚于地面转运，仍可比地面救护车转运更早抵达。在地形条件恶劣、交通拥堵及中长程距离转运时，航空医疗转运获益最大。此外，本地和区域医疗卫生资源在做出航空转运决策时发挥出重要作用。当本地卫生保健提供方仅能提供基础生命支持时，或者当通过地面转运患者导致社区没有任何急救救护资源可用时，航空医学转运在协调安排上则更加合适。

通常，当距离到接受确定性治疗的机构24～161km时，应考虑直升机转运；当距离超过161km时，应考虑固定翼飞机转运。在这些情况下，与直升机转运相比，固定翼飞机转运速度通常更快，而且更加经济。必须注意的是，直升机转运通常是直接点对点的转运，而固定翼飞机多数情况下需要其他交通工具（接驳救护车或者另一架医疗直升机）从转诊医院转运至飞机跑道。

还需要考虑转运的平稳性，尤其是在地形条件恶劣的地区进行长距离转运。脊髓损伤患者或重度体温过低患者可以从航空转运获益，因为高低不平的地面转运状况可能加重患者的病情。

罕见情况下航空转运是转运患者的唯一方法。在郊区，当交通状况不允许对危重症或创伤患者所在地点进行响应或带离该地点时，同样地，特定的崎岖地形或孤岛环境下不能进行地面转运，使得航空转运成为唯一现实的选择。偏远农村环境下的其他患者最好使用固定翼飞机进行转运。

在选择航空医学转运时，医务人员特殊技能也是一个需要考虑的重要因素。根据患者基础伤病状况，可能需要重症医护人员。精通气道管理、急救护理药物和特殊技能（如超声波检查）的医务人员可以使患者直接获益。现有的转运团队可以在患者被送达接收机构前提供持续的高级生命支持治疗服务。

天气通常是确定使用航空转运方法转移患者能力的限制性因素。每次直升机或固定翼飞行受到具体最低气象条件的限制，航天器安全起飞前必须满足该条件。起飞前由飞行员评估主要航路天气状况，该决策必须客观准确而且在没有任何临床信息的情况下独立做出，避免在决策过程中掺杂情感等非客观因素。

最后需要考虑的是转运过程中机组人员（包括医护人员）和患者安全。每次航空医学转运都具有内在的安全性风险，在任务启动前必须考虑和予以保证。

四、关于航空医疗转运应当考虑的问题及专家共识

根据执行转运的医疗团队选择不同，医疗转运可以由项目驻场医护人员执行，或呼叫项目所在国家和地区紧急医疗救援服务商进行组织实施。对于需要现场医护人员和医疗应急管理人员参与的转运前伤病情评估和准备、医疗转运决策或现场医护人员实施的医疗转运，参考相关医学文献值得推荐的内容见表6-6。

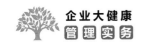
表 6-6 航空医疗转运应当考虑的问题及专家共识

转运决策与知情同意	对于航空医疗转运的必要性,建议由企业和项目最终决定。在获取必要医疗信息后,初步评估患者伤病情和所需治疗,讨论排除医疗转运禁忌症的情况下启动预警,并及时通知伤病员本人和家属
转运护送人员	指定一名医疗转运人员作为转运过程的负责人,转运过程中的所有决策均应由该名负责人员做出。如果没有医师参加转运,必须指定一名医师作为紧急情况的联系人(此人通常就是决定转运患者的负责医师)
转运设备	医疗转运应配备基本的复苏用药,包括肾上腺素和抗心律失常药物,以备转运途中患者突发心跳骤停或心律失常。建议实施包机医疗转运过程中评估是否需要配置简易设备,如简易呼吸器、负压吸引装置、充足的氧气供应等
转运方式	综合考虑患者的疾病特征、转运距离、转运缓急、转运环境、护送人数、携带设备、准备时间、路况和天气及患者的经济承受能力等。转运方式通常包括陆路转运及航空飞行转运
转运前伤病员准备	转运前对原发疾病需有针对性地进行处理,严密观察伤病员病情变化,排除有航空医疗转运禁忌症的情况。确定转运后应与接收医疗机构相关人员进行沟通,做好充分准备以保证转运安全
医疗转运培训	制订医疗转运人员培训及考核标准,以保证伤病员转运的医疗安全和质量。所有参与转运的人员都应学习转运相关知识
传染性疾病患者转运的特殊考虑	随着 SARS、人感染高致病性禽流感、甲型 H1N1 流感和 Covid-19 的暴发流行,传染性疾病重症患者越来越多。此类患者的转运须遵守项目所在国家和地区传染性疾病转运的相关法规及管理规则,以及旅行防疫限制规则
医疗转运人员的安全	实施危重症患者航空医疗转运的各类人员在医疗转运过程中均存在人身安全风险和执业责任风险,需要为参与航空医疗转运的相关人员购买充分足额的意外及责任保险予以保障

　　航空医疗转运前,应严密观察伤病员病情变化,排除有航空医疗转运禁忌症的情况。具体参考本章第三节航空医疗转运的风险管理相关内容。转运的决定一旦做出,项目现场参与转运的医务人员应尽快熟悉该患者诊治过程,详细评估目前的整体状况。

　　积极进行转运前的复苏治疗、稳定患者病情是降低转运途中不良事件发生率最行之有效的预防措施。转运前应评估患者的气道安全性,对于高风险的患者,为确保气道通畅,应积极建立高级人工气道(例如气管内插管或气管切开插管),转运途中不推荐使用喉罩等声门上气道。机械通气的患者出发前应标定气管插管深度并妥善固定,给予适当镇痛、镇静。换用转运呼吸机以此前相同的呼吸支持条件通气,观察患者能否耐受设定的呼吸条件并维持稳定。如果转运呼吸机不能达到转运前的通气条件,应在转运前对患者试行替代参数的通气,观察患者能否耐受转运呼吸机并维持恰当的通气及氧合[动脉血氧分压(PaO_2)≥60mmHg(1mmHg=0.133kPa),动脉血氧饱和度(SaO_2)≥0.9]。

　　医疗转运前应保持两条通畅的静脉通路,低血容量患者难以耐受长距离转运,转运前必须控制活动性出血等导致低血容量的病因,进行有效的液体复苏,必要时使用血管活性药物维持患者循环功能稳定。待血流动力学基本稳定[收缩压(SBP)≥90mmHg,平均动脉压(MAP)≥65mmHg]后方可考虑转运。

转运前对原发疾病需有针对性地进行处理：创伤患者在转运过程中应当使用颈托等保持脊柱稳定，长骨骨折应行夹板固定；搬运前使用真空塑形气垫对伤病员进行固定和保护，避免搬运时引发的次生伤害，因高热惊厥、癫痫可严重影响呼吸循环，因此转运前必须控制其发作并预防复发；颅内高压患者需经适当处理使颅内压降至正常水平后方能转运；肠梗阻和机械通气的伤病员需要安置鼻胃管进行胃肠减压；转运时间较长或使用利尿剂的患者，转运前需要安置尿管；如果有指征，气胸患者在转运前应完成胸腔闭式引流，在转运全过程中引流瓶／袋必须保持在患者身体平面下方。

同时，海外项目航空医疗转运应急办公室需立即与相关人员联系，确保运输工具及时就位，检查所有的转运设备功能良好，与接收医疗机构的医生全面沟通患者病情，了解床位和设备准备情况，告知出发时间（ETD）及预计到达时间（ETA）。接收方应保证所有准备工作提前就位，一旦患者到达能及时接受监测治疗或检查。

转运期间的监测治疗应确保患者的生命安全，尽可能地降低转运过程对患者原有监测治疗的影响，转运过程中不应随意改变已有的监测治疗措施。护送人员必须记录转运途中患者一般情况、生命体征、监测指标、接受的治疗、突发事件及处理措施等，并记入病历。应为接收方提供相关记录，力争做到转运前后监测治疗的无缝顺畅衔接。

重症患者转运时必须监测心电图、脉搏血氧饱和度、无创血压及呼吸频率。因肢体活动影响无创血压的准确性，条件许可的尽可能使用有创动脉血压监测。如果病情需要，可留置中心静脉导管监测中心静脉压（CVP）指导补液治疗，并可通过中心静脉导管输注血管活性药物。

机械通气患者需要记录气道插管深度，监测呼吸频率、潮气量、气道压力、吸呼比、氧气供应情况（吸氧浓度和供氧流量）等，有条件的可监测呼气末二氧化碳分压（$PETCO_2$）。频繁躁动者，可适当应用镇痛、镇静剂，但应尽可能保留其自主呼吸。

转运途中应将患者妥善固定，防止意外事件的发生，特别注意防止气管插管的移位或脱出、静脉通道的堵塞和滑脱等。部分特殊患者可能需要监测颅内压（ICP）。

当到达接收医院后，转运人员应当与接收医院科室负责接收的医务人员进行正式交接以落实治疗的连续性，交接的内容包括患者的病史、重要体征、实验室检查、治疗经过，以及转运中医疗观察记录、有意义的临床事件，交接后应双方书面签字确认。交接记录单放入航空医疗转运文件夹中留档。

第三节　航空医疗转运的风险管理

本节重点介绍航空医疗转运的决定因素、转运前准备工作：适应症、禁忌症及航空医疗转运的相关工作，旨在为境外中资企业和位于偏远地区的企业提供医疗转运系统化知识架构、转运工作提供指导。

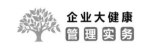

一、航空医疗转运资源调研

偏远地区和境外中资企业需对所在地区或国家邻近的航空转运相关的资源做详细调研，包括但不限于以下内容：

（1）医疗机构评估。对当地医疗机构的医疗设施和水平实地走访评估，评估内容包括医疗机构的基本信息、设施设备情况、科室设置、重要单病种的服务能力、临床科室服务能力、医技科室服务能力和专科配置情况等，重点评估其急危重症救治能力。医疗机构包括距离项目最近的急救中心和医疗机构、技术先进和设施完备的区域综合医疗中心及专科医疗中心等（详见附录六）。

（2）当地交通情况，包括交通拥堵、速度限制、交通建设等。

（3）机场及商业航班信息和航班状态。

（4）当地可提供航空医疗转运服务的医疗救援机构。评估内容包括服务覆盖范围、医疗转运服务、医疗转运设备、团队服务能力（医疗报警中心电话、患者适航性评估、医护人员派遣、航空相关批准、医院协调、急救车安排、机场地面协调及其他相关安排等）、合作伙伴网络、实际转运案例经验等。

（5）海外项目临时或长期租用的飞机是否满足突发的航空医疗转运条件。

二、转运前准备工作

（一）伤病情评估

任何转运都是为了寻求或完成更好的诊疗措施或康复环境以期改善预后，所有的转运都要以保证患者的安全为前提，这就更加突出体现了转运前对病情及风险评估的重要性。伤病情评估见表6-7。

表6-7　伤病情评估

意识状态	循环系统	呼吸系统	专科情况	辅助分析
意识改变 定向力改变 对刺激反应改变 格拉斯哥评分（GCS）	心率 血压 尿量 末梢情况	气道的通畅 呼吸功能 血氧饱和度	简单病史 专科情况 （症状体征）	血压 心率 呼吸 体温 意识水平 尿量 生化指标

（1）现场医生根据患者伤病情的严重性、发展速度、预后结局，判断病情的时间关键性，并及时上报项目管理者。

（2）项目管理者在现场医生的协助下，结合当地医疗条件、交通情况、医疗转运资源，对应航空转运分级标准，选择合适的转运工具与方法。

（3）周边有医疗急救机构的，优先考虑地面交通转运至最近医疗急救机构；如遇地面交通无法到达，考虑医疗直升机转运；若医疗直升机无法派遣，考虑使用租赁直升机转运。

（4）经当地医疗机构治疗效果不明显，病情继续恶化，需要转运至更好救治条件的医疗机构，病情严重者，考虑医疗包机；病情平稳者，考虑商业航班。

（5）项目周边无合适医疗急救机构需提前做好应急转运方案，当伤病情发生时，能迅速选择转运目的地；根据病情、距离和交通情况来决定转运方式。

（6）目前伤病情轻微但有可能快速发展的病情，项目医生需密切关注，提前做好转运准备。

（二）医疗转运工具到达前的准备

（1）密切监护患者维持病情平稳，使之符合航空医疗转运条件，例如规整导管、引流管、动静脉置管，去掉空气夹板或放气；气管内插管或导尿管的气囊放气或换成水等。

（2）创造利于搬运的现场环境和通道。

（3）收集患者信息：转运医疗团队会根据以下信息，和企业及患者家属讨论转运方案。

① 患者所在医院的名称、地址、病房、病床号、联系方式（如护士站）。

② 患者主治医生姓名、联系方式、电子邮箱地址等。

③ 患者的医疗信息，大致包括：

（a）患者的基本生命体征（具体应包括：意识、血压、心率、血氧饱和度、体温、呼吸频率）。

（b）患者临床检查报告（具体包括：常规血液化验报告、X光、B超、CT、MRI等影像学资料）。

（c）患者临床用药的名称及给药方式（例如：口服、静脉滴注、静脉泵入、肌肉注射、局部用药等）。

（d）患者吸氧的情况：如果患者需要氧气，需要获得使用氧气流量及给予的方式（鼻导管给氧、面罩给氧、呼吸机机械通气支持等）。

（e）如果患者需要呼吸机支持，需要获得呼吸机设定模式及参数。

（f）记录下患者身体上所有的治疗管路（例如：尿管、胃管、胸腹腔引流管）。

（g）患者出院病情摘要（介绍患者医疗诊断及治疗的医学证明），主治医生出具的适合登机证明或者填写的航空公司医疗审批表格（MEDIF）。

（h）患者本人及随行人员的护照及签证信息。

（i）患者转运目的地医院名称、地址、接收医生姓名及联系方式。

（4）协助与家属沟通，签署航空医疗转运知情同意文件。

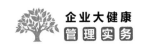
（5）如果使用租赁飞机，则还需准备医疗设备和药品并确认医疗装备状况良好，计算耗氧量和耗电量，留出冗余，装备救护车，通知接收医生病人情况，告知起飞时间（ETD）和到达时间（ETA），以及飞行员机组确认后备方案，包括天气、备降机场等。

（三）医疗转运常用设备及药品

1. 医疗转运设备和药品清单

表6-8为医疗转运设备清单，表6-9为药品清单，可供参考选择。

表6-8 医疗转运设备清单（供参考选择）

诊断和监测装备		
听诊器	叩诊锤	体温计
血压计	快速血糖检测仪	血气分析仪
快速生化检测仪	便携式B超机	血氧饱和度仪
二氧化碳监测仪		
抢救装备		
固定氧气供应装置	便携式氧气供应装置	多功能除颤/监护/起搏器
便携式呼吸机	重症监护呼吸机	心电图机
自动心肺复苏机	胸外按压泵	吸引器
雾化装置	喉镜	环甲膜切开器
舌钳	开口器	导管材料（气管插管、口咽通气管）
气管切开插管器械包	小型外科手术器械包	颅脑手术器械包
心包穿刺装置	胸腔引流穿刺装置	腹腔引流穿刺装置
搬运和固定装备		
上车担架	铲式担架	担架固定装置
真空固定床垫	便携式折叠轮椅	
外伤装备		
头部固定器	颈托	脊椎固定板
固定夹板（套）	牵引装置	三角巾
止血带	绷带卷	一次性纱布敷料
创可贴		
输液装备		
注射器和输液器	输液加压泵	输液加温器

续表

其他装备		
床垫	毯子、枕头	剪刀
镊子	胶布	锐器盒
一次性手套	一次性口罩	一次性帽子
冷藏设备或冰包	热水袋	一次性导尿包
烧伤处置敷料包	消毒用品包	一次性呕吐袋
一次性尿盆	一次性便盆	一次性垃圾袋
急救药箱	照明手电	各项说明书
传染病防护装备		
N99 口罩	一次性 C 级防护服	橡胶手套
刷手衣	护目镜	靴套
鞋套		

表 6-9　医疗转运药品清单（供参考选择）

	药品名称	药品规格	药品数量
静脉用药	肾上腺素	1mg/mL	6
	去甲肾上腺素	2mg/mL	6
	胺碘酮	150mg/3mL	4
	倍他乐克	5mg/5mL	4
	硝酸甘油	10mg/10mL	3
	多巴酚丁胺	250mg/20mL	2
	多巴胺	200mg/5mL	2
	速尿	20mg/2mL	5
	氟哌啶醇	5mg/mL	2
	东莨菪碱	20mg/mL	2
	昂丹思琼	4mg/2mL	2
	苯海拉明	20mg/mL	1
	异内嗪	25mg/mL	2
	氯化钾	20mmol/10mL	2
	50% 葡萄糖	20mL	2

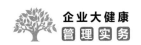

续表

	药品名称	药品规格	药品数量
静脉用药	碳酸氢钠	4.2g/100mL	1
	洛塞克	40mg/vial	1
	0.9% 生理盐水	10mL/vial	6
	纳洛酮	0.4mg/mL	2
静脉液体	生理盐水	500mL	2
	生理盐水	100mL	2
	林格氏液	500mL	2
	5% 葡萄糖液	500mL	1
	5% 葡萄糖液	100mL	1
	代血浆胶体液	500mL	2
口服及外用药	阿司匹林	100mg	10
	氨氯地平	25mg	8
	扑热息痛	500mg	10
	泰诺感冒片	650mg	10
	泰勒宁	5mg/500mg	8
	抗生素（视项目地国家自定）		
	抗疟药（视项目地国家自定）		

2. 医疗设备实际案例

通常包含以下设备（图6-3）：

（1）Zoll 心电监护除颤仪（或 AED）；

（2）瑞斯迈 350 呼吸机（及管路配件）；

（3）电动吸引器；

（4）指脉搏波血氧饱和度仪；

（5）血糖检测仪；

（6）手动血压计、听诊器；

（7）插管用喉镜及气管内插管（成人型）；

（8）注射器、输液针套装、生理盐水及葡萄糖溶液；

（9）Thomas 转运急救包（内含各种抢救用药品和医疗耗材）；

（10）转运用被褥、医护防护用品及杂物包；

（11）真空气垫；

（12）铲式担架；

（13）航空氧气瓶（4L、6.8L）；

（14）Braun 药物微量泵。

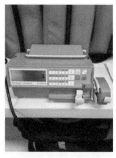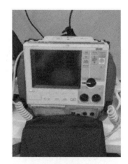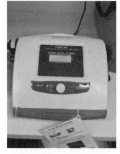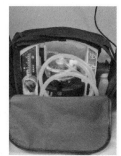
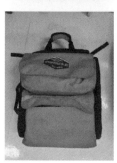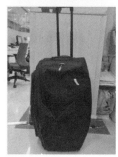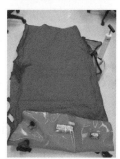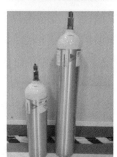

图 6-3　医疗设备图例

3. 适用于航空医疗转运的医疗设备选择标准

（1）符合 FAA 认证的要求，具有飞机上使用的安全性与体积小、重量轻的便携性。适用于航空医疗转运的医疗设备，也被认为可以用于其他类型医疗转运，例如地面救护车转运、船舶或高铁的转运等。

（2）功能齐全、性能可靠、便于维护。

（3）可以使用外接的电源供电，或靠自身充电和配备足够电量的备用外部电池，保障医疗转运过程中充足持续的电力续航。

（4）兼容性佳，具有多种常规通用转接口，易于连接不同的医疗系统和方便进行切换。

重要医疗设备应当携带适当的冗余备份，例如负压吸引器、转运呼吸机、氧气瓶、电池等。

三、转运中及转运后工作

医疗转运途中，应注意：

（1）用约束带约束患者，限制其身体或肢体的活动，以免发生坠落等意外。

（2）搬运中注意观察病人状态，防止挤压、剐蹭、碰撞等二次伤害，如携带管路，

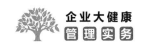

要特别注意管路维护，防止管路受挤压变形或者接口脱离。

（3）注意病人保暖。

（4）密切监测各项生命指征（转运医生始终站在患者头侧，方便观察病情）。

（5）做好患者心理疏导。

（6）配合转运医生做好其他相关工作。

医疗转运完成后，应注意跟踪患者病情，按规定及时向企业汇报。如用租赁飞机，则需联系接收医院，安排住院事宜。

四、航空医疗转运的适应症

较为复杂和严重伤病情并且具有时间关键性特点的情况应该考虑航空医疗转运到具备救治条件的医疗急救中心或医院，进行以挽救生命、稳定病情、治疗并发症、诊断并治疗病因的医学救治。需注意的是，以下列出的只是一些项目常见和可能发生的，但并非全部符合的伤病类型。

（1）头部、颈部、胸部、腹部或盆骨的穿透性损伤或挤压性损伤；

（2）提示有脊髓损伤的神经病学表现；

（3）经目测或触诊检测的颅骨骨折（凹陷性骨折、开放性骨折或颅底骨折）；

（4）四肢断裂或脱位，且无远端脉搏；

（5）格拉斯哥昏迷评分 10 分或更低；

（6）生命体征不稳定，伴有休克征象；

（7）心跳骤停，症状可缓解；

（8）呼吸困难；

（9）上呼吸道损伤；

（10）过敏反应；

（11）近乎溺死；

（12）意识水平变化；

（13）截肢；

（14）身体表面有 20% 烧伤或预期有呼吸道损伤；

（15）处于年龄的极限；

（16）是否可用当地医院和区域医疗中心或专科中心；

（17）是否可获得时间敏感性的医疗干预，如经皮冠状动脉介入治疗、缺血性脑中风溶栓治疗或心脏监护治疗；

（18）当患者临床情况表明需要加强生命支持，而航空医疗服务最易提供高级生命支持；

（19）患者目前所处地理位置偏远；

（20）其他与多发性群体伤病事件相关的情况。

五、航空医疗转运的禁忌症

航空医疗转运的禁忌症又分为绝对禁忌症和相对禁忌症。进行航空医疗转运决策的时候，需要考虑伤病情符合适应症的范围，并且排除了具有绝对禁忌症的情况。另外需要补充说明的是，如果伤病情可能具有相对禁忌症但并无绝对禁忌症的情况，通常是可以通过加强航空医疗转运的飞行器设置和途中医疗监护治疗及配备具备经验更丰富医疗小组人员予以保障的条件下，更加谨慎地执行医疗转运任务。

（一）绝对禁忌

（1）任何机长认为可能危及飞行安全的病人；

（2）临终状态的病人；

（3）处于传染病传染期的病人；

（4）有攻击行为或者不可控行为的病人。

（二）相对禁忌

（1）心跳骤停病人；

（2）气胸，已经放置胸导管且连接了 HEIMLICH 阀吸引的除外；

（3）减压病病人；

（4）动脉气体栓塞病人；

（5）任何原因的肠梗阻；

（6）未缓解的嵌顿性疝气；

（7）肠扭转、肠套叠；

（8）7d 内的剖腹手术或剖胸手术；

（9）颅内气体的病人；

（10）两周内的眼科手术病人；

（11）气性坏疽；

（12）7d 内的出血性脑血管意外；

（13）未纠正的严重贫血，血色素小于 65g/L；

（14）急性失血，红血细胞比容低于 30%；

（15）未控制的心律不齐；

（16）不可逆的心梗；

（17）充血性心衰伴急性肺水肿；

（18）慢阻肺急性发作期；

（19）急性哮喘发作；

（20）急性精神疾病；

（21）谵妄状态；

（22）未固定的脊柱损伤。

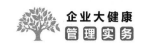

第四节　航空医疗转运应急预案

一、总则

（一）编制目的

为规范海外企业和国内偏远地区单位航空医疗转运突发事件管理，推进航空转运与救治，提高转运效率，提升医疗应急处置能力和健康管理水平，做好疾病的预防及突发健康事件预警工作，保障员工得到及时的救治，特制订本预案。

（二）工作原则

秉承"以人为本"的应急管理原则，树立"员工生命高于一切"的管理理念，坚持"预防为主、防治结合"的方针，强化疾病预防和预警管理，落实健康监测和健康改进，做好航空医疗转运前准备工作，合理缩短抢救转运时间，确保员工的生命安全。

（三）术语和定义

航空医疗转运是借助航空器，主要以固定翼机型为主，开展紧急医疗救援或非紧急医疗后送，致力于缩短抢救转运时间、高质量的患者护理、合理的资源利用和安全的转运环境，实现拯救生命的使命。根据不同的转运距离、时间紧急程度及不同伤病情评估，主要分为医疗包机转运、商业航班转运、非医疗包机转运。

二、风险分析与事件分级

航空医疗转运突发事件分为Ⅰ和Ⅱ两个级别。

Ⅰ级航空医疗转运突发事件需要或可能需要立即启动国际医疗转运，即患者病情严重，有持续恶化的可能，且所在国家没有合适的医疗机构。

Ⅱ级航空医疗转运突发事件需要或可能需要立即启动项目所在国国内医疗转运，即患者病情严重，有持续恶化的可能，且所在城市或周边没有合适的医疗机构。

三、组织机构及职责

海外企业和国内偏远地区单位应按照"统一领导、分工负责、部门联动"的原则建立应急组织机构和职责。应急组织机构应由应急领导小组、应急领导小组办公室、应急工作主要部门、应急工作支持部门、应急信息组、应急专家组、现场应急指挥部组成。

应急领导小组主要工作职责：

（1）负责航空医疗转运突发事件的应急组织领导和决策指挥工作，下达应急处置指令；必要时，派出现场工作。

（2）负责组织编制企业航空医疗转运预案，并批准应急响应的启动和应急状态解除。应急响应启动令见附表6-1，应急状态解除令见附表6-2。

应急工作主要部门和支持部门的职责主要是按照应急管理工作的需要给予各应急工作主要部门进行应急职能分配。

四、风险分析与应急能力评估

（一）风险因素识别

影响员工健康风险水平的因素包括但不限于：项目所在地及邻国医疗能力、应急能力、当地传染病和地域特点（环境）、项目自有医疗资源、员工原有疾病、心理状态、健康管理水平等。

（二）风险因素评估

1.项目所在地医疗资源

评估项目所在地及相邻地区医疗资源的可获得性、及时性和可负担性等，提前沟通，建立合作关系或建立第三方支持服务承包商短名单。了解航空转运设备设施，调研租用固定翼飞机及商业航班路线等信息，缩短医疗应急响应时间。细化与医疗专机对接过程中所涉及的各个环节并预判所需准备时间。

2.年度体检评估

开展员工年度体检评估，筛查员工体检异常指标、基础疾病及危险因素，并针对危险因素配置健康改进和监测计划。疾病高风险因素见附录七。

3.在岗员工健康管理水平

指派专人管理在岗员工健康状况，规范现场救治，搞好心理教育疏导，定期培训排查。重点识别罹患慢性病的情况，对高风险人群实现"一人一档"，及时跟进慢性病的治疗、健康监测及健康改进。

健康管理人员和项目现场医生需具有较高的专业水平和各种应急处理能力，熟悉航空转运系统知识构架，快速、科学、合理处置健康突发事件。

五、信息收集

（一）健康监测数据

做好监测和预警工作，强化人员健康监测和申报信息管理。通过现场健康监测进行健康状况方面长期的动态观察，掌握健康状况的变化趋势，尽早发现突发疾病征兆，对不良趋势及时提出预警，采取必要的防控措施，做到"早发现，早诊断，早治疗"。现场健康监测的内容及频次见表6-10。

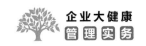

表 6-10　健康监测的内容及频次

项目	内容
血压、心率、心电图异常	每两周至少监测一次
血糖异常	每四周至少监测一次
血脂异常	每三个月复查一次
体检评估合格的情况	每三个月至少监测血压一次

（二）诊疗记录

境外企业、偏远地区项目 HSE 管理员、医务人员或者急救员负责通过各种渠道收集、获取、记录、整理员工健康状况的相关信息，包括就医信息、日常健康监测信息、诊所就诊信息等。建立健全人员健康档案，客观评价健康改进效果，以期引起对健康管理和疾病预防的重视。避免因检查不全、不细等问题造成诊断困难和诊断错误，进而影响治疗、转运等系列措施的正确制订。

（三）信息上报

所有航空医疗转运突发事件均必须上报，报告分为初报和续报。突发事件报告单详见附表 6-4。

初报：为充分体现时效性，事发单位应在事发 0.5h 之内向企业应急值班室进行口头汇报，在事发 1h 之内书面报告至企业应急值班室。

续报：事件发生后，4h 之内应续报。主要报告事件发生原因，应急处置进展情况及已采取的应急措施，相关方、当地应急救援机构及政府参加救援信息等情况。视突发事件进展情况一次或多次报告。

六、预警

（一）预警触发条件

病情的评估和诊断是实施救治和航空转运的基础。员工突发伤病，除对伤病员进行现场紧急救治外，还需对伤病情进行及时和充分的医学评估，识别疾病严重程度，判断预后和是否触发预警。

（1）触发预警常见症状包括但不限于：胸闷、胸痛、肩背放射痛、无诱因的突发疼痛、呼吸困难、流感相似症状、晕倒、头疼、头晕、面瘫、四肢发麻、口齿不清；腹痛、腹泻、呕吐、咯/便血、肉眼血尿、腰痛；高热、咳嗽；眼前闪烁、视野缺损。

（2）触发预警常见疾病包括但不限于：

① 心血管系统：急性冠脉综合征、心律失常（窦性心动过缓、房颤急性发作、室上

速）、高血压危象等。

②中枢神经系统：蛛网膜下腔出血、脑出血、脑卒中、伴有血压异常的动脉瘤。

③外伤/骨科：骨折、脱位、外伤、烧伤、烫伤等。

④消化系统：急性胆囊炎、胆管炎、胆道梗阻、胰腺炎、阑尾炎、缺血性结肠炎、溃疡性结肠炎、经保守治疗无效的消化性溃疡、肝炎、腹外疝/脓肿等。

⑤泌尿系统：肾积水、急性尿潴留、肾/输尿管结石、膀胱及尿道结石等。

⑥呼吸系统：急性高热、重症感冒、流感、气胸、呼吸睡眠暂停综合征。

⑦内分泌系统：糖尿病高渗性昏迷、糖尿病酮症酸中毒。

⑧眼科：视网膜脱离。

⑨传染病：疟疾、麻疹等。

⑩工伤：由于外部因素直接作用而引起机体组织的突发性意外损伤。

（二）病情跟踪

事发单位指定现场诊所医生或健康管理人员对患病员工病情进行跟踪，及时掌握检查指标、诊断结果、采取的治疗手段、治疗药物及用量、总体身体和情绪状况等，以健康事件日报形式每日报告应急领导小组办公室。应急领导小组办公室需指定专业人员和项目对接，收集了解患病员工病情进展，编写完成病情报告并及时通报。

（三）远程会诊

事发单位适时组织国内专家对患病员工进行远程会诊，根据病程记录讨论目前诊断结果、治疗手段和治疗药物的合理性和有效性，研判病情发展趋势、转运时机和转运方式。远程会诊方式包括但不限于：视频会议讨论、电话指导、专家书面二次诊疗意见单。

（四）制订转运方案草案

事发单位在员工治疗过程中，综合评估患病员工病情、医院医疗条件、会诊专家意见、员工家属意见等因素，评估转运方式和时机，预判转运准备所需时长，选择具体转运工具，最终由事发单位领导小组决定。

预判患病员工可能进展到需要航空医疗转运时，应第一时间协调项目所在地医疗包机公司、国际医疗救援公司给出相关转运方式和报价，并进行比选。

事发单位综合专家意见、最优转运方式和报价、商业航班情况等因素，充分考虑各种可能影响因素，合理制订转运预案草案，明确相关准备工作内容、责任人及时间节点。细化与医疗专机对接过程中所涉及的各个环节，如起飞前是否需要申请航权、落地许可、落地对接救护车转运等，合理制订转运方案草案，明确相关准备工作内容、责任人及时间节点。航空医疗转运前医疗准备工作指导详见附录九。

针对全球暴发性传染病，应在制订转运方案草案时充分考虑疫情防控刚性因素，转

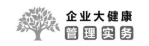

运回国途中经停及入境时，要把防止疫情输入放在首位，并充分考虑可能因此造成的时间延滞。

（五）预警应急联动

与所在的资源国使领馆、国际相关环保组织或其他专业机构建立应急联动机制，有效保障医疗航空转运工作的顺利进行。

（六）预警解除

当患病员工治愈，或经治疗后病情平稳，事发单位确认无须再进行航空医疗转运时，预警解除。事发单位对健康事件日报进行总结并报告应急领导小组办公室后，停止报送健康事件日报。

七、应急响应

（一）响应启动条件

符合以下条件之一时，企业启动应急响应：

（1）发生Ⅰ级航空医疗转运突发事件。

（2）发生Ⅱ级航空医疗转运突发事件，事发单位要求企业给予增援。

（二）应急响应行动

应急响应启动令下达后，应急领导小组办公室召开应急会议，确定转运工作方案，并与优选的转运机构进行技术和商务对接。做好转运前各种准备，转运交接，到达目的地接应，第一时间送入接收医院，入院后持续进行病情跟踪。应急响应过程中做好家属安抚工作。应急响应行动内容详见附录八。

（三）应急状态解除

当航空医疗转运突发事件应急处置工作结束或员工已回到国内接收医院稳定治疗且有家属陪护后，事发单位确认应急状态可以解除时，向应急领导小组办公室报告，应急领导小组组长宣布应急状态解除。

八、应急保障

（一）应急保障计划

企业应急领导小组办公室组织应急工作主要部门、应急管理支持部门制订突发事件应急保障计划。确定应急队伍建设的规模、类型、数量；落实年度及长期应急基础建设和日常资金额度；决定应急物资储备类型、数量、更新频次。

（二）应急资源保障

（1）应急领导小组办公室按照应急资源统筹规划、合理布点的原则，分专业、分层次建立健全企业经营区域应急救援系统。

（2）资金保障：预算管理部门负责落实应急工作年度资金专项预算和不可预见资金安排，保证应急管理专项工作所需资金。

年度专项资金用于日常应急工作，包括应急管理系统和应急专业队伍建设、应急装备配置、应急物资储备、应急宣传和培训、应急演练及应急设备日常维护等。

（3）物资和装备保障：应急领导小组办公室依据突发事件应急处置的需求，建立健全物资储备和物资管理体系（如防毒面具、防化服、消防器材、防洪沙袋等），建立应急物资动态管理制度，在应急状态下由应急领导小组办公室统一调配使用。

（4）医疗救护保障：根据项目员工数量并结合周围环境、医疗机构分布等情况，设立医务室或急救站，配置相应医疗设备和医务人员。

（5）外部依托资源保障：企业根据突发事件的性质、严重程度、范围等选择应急处置和救援可依托的外部专业机构、物资、技术等，并签订互助协议，确保突发事件的应急处置，医疗救治、治安保卫、交通运输等应急救援力量到位。

九、预案管理

（一）预案培训

人力资源部及相关职能部门配合应急领导小组办公室对各类专业应急人员、应急指挥人员及企业员工安排相关的应急培训计划，使其了解并掌握应急预案总体要求和与员工相关内容的详细要求。

（二）预案演练

企业应急领导小组办公室办事机构和工作机构应组织企业级应急预案演练，各工程项目部组织应急预案演练。

演练可以采取模拟和实战相结合的方式，各工程项目部根据企业的要求开展更为广泛的应急预案演练，可以采取桌面、实战及地方政府协同等形式开展预案演练，企业根据情况对所组织的演练进行观摩。

（三）预案修订

企业应急领导小组办公室组织对突发事件总体应急预案进行修订。企业应急工作部门按应急职责范围组织对企业专项应急预案的修订。

第 七 章

心 理 健 康

第一节　心理健康管理概述

一、心理健康管理

心理健康管理是健康管理非常重要的一个方面，一般是指医务人员通过采用现代化的医学设施设备、相关的理论实践知识对个体或群体的心理健康进行全面的检测、评估、有效干预与连续跟踪服务的医学行为及过程，旨在提高人们的生活质量。

2016 年国家卫生计生委、中宣部等 22 部门联合印发《关于加强心理健康服务的指导意见》。该意见认为心理健康是影响经济社会发展的重大公共卫生问题和社会问题。随着人们生活节奏加快，竞争压力加剧，个体心理行为问题及其引发的社会问题日益凸显，迫切需要加强心理健康服务，健全社会心理服务体系。

二、心理健康问题对企业的危害

一个健康的心理应该是在身体、智能及情感上与他人心理健康不相矛盾的范围内，将个人心境发展成最佳状态。此时应该表现为：身体、智力、情绪十分协调，良好的人际关系和适应能力，有幸福感，在工作和职业中能充分发挥自己的能力，过有效率的生活。

企业的财富是员工创造的，而员工的创造性则来源于积极健康的心理。员工只有保持积极健康的心理，才能将自己储备的知识和能力转化为生产力，从而推动企业的发展。随着全球经济一体化、设备技术自动化、智能化和知识经济的不断发展，大家日常工作性质发生了巨大的变化，伴随而来的是新的职业健康与安全隐患。根据 2016 年《职业行为杂志》上发表的一项调查，欧洲有 20%～30% 的工人认为他们的健康受到工作压力的威胁。全国总工会对 1216 万企业员工调查表明，有 13% 的员工存在心理问题。

心理状态与人的思维、表达能力、记忆和对信息的使用能力等方面有着密切的关系。心理健康状态直接决定着人们的认知方式和情绪变化。企业员工的心理健康问题将导致：

（1）员工工作满意度下降。满意度即员工在工作中对工作本身及其有关方面（如工作状态、工作方式、工作压力、挑战性等诸多方面）的看法和感受。

（2）员工的认同感降低。认同感即员工对自我及周围环境有用或有价值的判断和评估。

（3）生产力降低。生产力源于员工的工作动力和创造力，所以员工的不良心理状况会对生产力造成很大的负面影响。

企业和员工均有责任维持和提升工作中的健康、安全和幸福感，但在消除危害或最大限度地减少风险方面，企业发挥着重要作用。世界500强企业中90%有自己的员工心理健康管理计划。一个良好的企业应重视并力求解决员工及其家庭成员的各种心理及行为问题，从而提升员工的身心健康和工作绩效，并改善企业的组织气氛与管理效能。

三、员工心理健康管理的收益

企业支出费用为员工提供心理健康管理，此项举措能为企业带来的收益主要有以下三点：

（1）提高劳动生产率。

通过员工心理健康管理的实施，使员工压力处于最佳水平，身心健康，精力充沛；使其能在自己的岗位上更大程度地发挥一技之长，更好地服务于企业。据统计，员工疾病所导致的直接医疗成本仅占所有医疗成本的25%，这部分显性医疗成本可以直接测算。而另外75%的非直接、隐性医疗成本难以测算。在这些隐性医疗成本中，由于员工长期失能造成的占到1%，短期失能造成的占到6%，员工缺勤造成的占到6%，工作效率低下造成的占到62%。可以看出，员工工作效率低下而导致的医疗成本要远远大于直接就医的医疗成本，并造成一定程度的生产力损失。员工心理健康管理，可以大大减少隐性成本和生产力损失。

（2）提高员工的企业认同度。

员工在接受心理健康管理的同时，能够感受到企业对员工的关心，使员工更有归属感和责任感，从而激发更高的工作热情，愿意继续为企业服务，降低重大人力资源风险，保护企业的核心资源，有利于提高企业品牌形象。

（3）预防危机事件发生。

通过在员工中实施心理健康管理，保持对员工心理健康状态的即时性监控，必要时可给予干预，促使员工随时调整身心状态，预防员工心理危机事件的发生。

从长远来看，企业为员工提供心理健康管理，短期内会增加经营性支出，但会减少企业的显性和隐性的医疗成本和生产力损失，有利于企业品牌的提升，是一项投入产出比极高的投资。

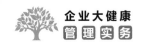

第二节　企业员工心理健康管理策略

一、心理健康风险评估

心理健康风险评估是健康管理的前置条件和中心工作。有了测评才能科学分析员工心理健康风险，进而采取措施扫除员工心理障碍、治疗心理疾病。

企业应定期对评估目标、评估内容、评估形式、评估结果和评估组织等进行总结性的评估、检查、跟踪，发现问题，督促整改、落实。

（一）评估频次

建议员工心理健康状态评估每年进行一次，包括自评一次，他评一次。发生负性事件的员工应增加一次他评。根据测评结果和随机抽取原则，由第三方心理咨询师对员工进行"一对一"访谈，确认员工心理健康状态，年度访谈率应不低于测评员工总数的15%。如有重大事件发生，应及时对相关人员进行心理健康状态评估并干预。

因病离岗员工如需返岗，应进行心理健康状态评估，评估包括自评、他评和访谈各一次，由第三方专业机构判定其心理健康状态是否适合岗位要求。

对于新入职的员工应进行心理健康状态评估，包括自评一次、访谈一次，评估结果供人力资源部进行工作安排参考。

（二）心理测评结果的等级划分

一般由第三方心理咨询机构对员工心理进行测评，并根据员工心理健康状况做出判定。

（1）心理健康状态无风险是指员工身心各项目指标均未发现异常。

（2）潜在风险指心理健康指标未发现异常，但身体、生活指标存在轻度异常，如经常醉酒、睡眠质量差等。

（3）有风险指心理健康指标发现异常或服用止疼药／安眠药量增加或有伤害身边动物、人（包括自己）的想法或一年发生六次及以上负性事件等。

根据评测的结果可以导入不同的管理、支持、疏导和治疗措施。可提供在线测评，帮助员工动态监测自身心理健康。

（三）常用的测评表

（1）一般心理健康问卷（General Health Questionnaire，GHQ）：常用的有GHQ-12和GHQ-20。GHQ-12在职业人群中应用的信度和效度都已经得到检验，包括6个积极性项目和6个消极性项目；GHQ-20含有9个自我肯定项目，6个忧郁量表，5个焦虑量表；主要用于神经症（焦虑症、抑郁症、强迫症、癔病症、神经衰弱）的诊断。

（2）大五人格量表（Neuroticism Extraversion Openness，NEO）：即NEO人格量表，

建立在大五人格理论基础上，主要用于人格测试，很少用于职业规划，主要用于人力资源管理，包括神经质性、外向性、开放性、宜人性、谨慎性五个维度。全套问卷共有240个问题，NEO-FFI为60题的简化版本。

（3）生活事件量表（Life Event Scale，LES）：也叫负性生活事件量表，有时也被称作重大生活事件量表，此表是对精神刺激进行定性和定量计算。48个问题分成三个方面：一是家庭生活方面（28条），二是工作学习方面（13条），三是社交及其他方面（7条），另设有2条空白项目，供填写当事者已经经历而表中并未列出的某些事件。本测试适用于成年正常人、神经症、心身疾病、各种躯体疾病患者及自知力恢复的重性精神病患者。

（4）症状自评量表（Symptom Checklist，SCL-90）：世界上最著名的心理健康测试量表之一，是当前使用最为广泛的精神障碍和心理疾病门诊检查量表。SCL-90协助我们从10个方面来了解自己的心理健康程度。本测验适用于成年人，共有90个项目，从感觉、情感、思维、意识、行为直到生活习惯、人际关系、饮食睡眠等多角度，评定是否存在某种心理症状及其严重程度。

二、心理健康干预

评估过程中发现的心理健康问题需要进行有针对性的心理健康干预。干预的过程即在专业性指导下对员工的心理活动、个性特征或心理问题有计划、按步骤地通过特定的措施、方法施加影响，提高员工的工作幸福感和心理抗压能力，帮助员工摆脱心理困境，使员工心理状况朝向预期目标发生变化的过程，以期从整体上保证员工心理健康。

心理健康干预的实施要根据干预对象的分级，按照针对性原则、支持性原则、正常性原则、完整性原则、保密性原则组织实施。

（一）干预分级

心理干预一般分三个等级，分别对应不同的干预对象、手段及目标。

1. 一级干预

主要针对工作生活中在心理健康方面无明显异常的员工。通常以提高全体员工心理素质、开发潜力、消除问题源、疏通或简化沟通渠道为主。主要是提升员工士气、工作满意度、工作绩效，进而增强组织竞争力。

2. 二级干预

主要针对工作生活中有轻度心理健康问题员工。通常以咨询和解决短期问题为主要方法，可以转介给专业的EAP工作团队进行实施。主要是为帮助员工解决心理健康问题，使问题员工尽快投入正常的工作与生活之中。

3. 三级干预

主要针对存在重度心理问题的员工。对于存在重度心理问题的员工，可以转介到专业治疗机构，必要时可能涉及法律、劳动仲裁等机构。需要EAP工作团队做好对当事人

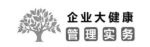

的情况跟踪。以当事人的康复或问题解决为主要目标，使员工尽可能快速复原，恢复良好的工作与生活状态。

（二）干预实施

1. 常见的一级干预措施

针对员工提供心理健康支持，组织多种形式的心理健康讲座，内容涉及职业心理保健、情绪管理、压力应对、工作与生活平衡、人际沟通、职业生涯规划、家庭关系建设等方面，以提高员工自身的心理素质和生活质量，创造家庭和谐、幸福与稳定。

针对管理者提供内容涉及管理风格、沟通方式、工作设计、绩效评估及问题员工的鉴别、评估、管理、转介等培训。

根据现场实际需求，组成心理咨询专家团队，到现场进行咨询服务。企业为员工设立减压室、宣传活动室等都属于一级干预措施，当然，一级干预措施不仅仅包括以上形式，一些专题类辅导也具有同样的效果。

2. 常见的二级干预措施

直线领导应对所属员工进行谈心谈话。了解员工思想、心理状态，所处工作、生活状况，发现员工的工作、生活、家庭等方面遇到的困难，及时协调解决或提请上级党群、人事、HSE 部门协助帮困。

专兼职心理健康管理人员或同事之间关注与照顾。及时发现周边人员出现行为变化、社会交往退缩、缺勤生病、工作效率降低、情绪低落、与他人合作意愿降低、人际冲突、负性事件、家庭关系或亲子关系异常等情况并给予劝导、帮助、支持等。

帮困脱困。通过直属领导谈心谈话、同事关注关爱、困难排查统计等方式，及时了解员工心理状态或所处困境，通过利用企业资源、体制机制对员工进行生活帮困、大病帮困、就学帮困、照顾家庭等方式提供组织帮助。

工作支持。对于偏远地区、单独、难度大、复杂、危险等工作，给予充分指导、协调、支持和帮助等。

调整岗位。因身体、心理或其他原因确实不能匹配岗位要求时，及时调换岗位，并做好疏导工作。

离职访谈和变更工作指导。对于因组织变革或个人原因离开企业的员工，要及时进行离职访谈；帮助变更工作的员工进行职业规划、心理调适，提高员工变更工作后的社会适应能力和适应新工作岗位的能力。

组织出现重大变革（如合并、重组、裁员等）或灾难性（如疫情、空难、海难等）事件后的全体员工。以安抚员工出现的恐慌、焦虑、压抑或其他不良情绪为主要目标，主要采取团体辅导和个体咨询相结合的方法。对于全体员工可以采用团体辅导或培训的方法，对于症状较为严重的个体采用个体咨询方式。同时，组建支持性团体，团体成员通过相互交流、鼓励等方式，获得支持性力量。

3.常见的三级干预措施

对于存在严重心理问题的员工，应及时上报，避免次生风险。转介外部专业机构寻求帮助，控制风险事件的影响范围。

（三）干预的终止

二级及三级干预效果评估需要由专业机构人员对所有干预对象进行实施，干预效果评估可通过专业咨询师的评价、量表评估、生理指标观测、专业医师检查等方式进行，直至达到要求，才能终止干预。

三、危机事件

危机事件一般具有发生突然、难以预料、危险大且影响广泛等特点，个体无法预测和抵御、基本失去控制。一般分为两类：公共危机事件和个人危机事件。公共危机事件包括：自然灾害、事故灾害、公共卫生事件、社会安全事件等，个人危机事件包括自杀、抢劫、性侵害、创业失败而破产、突然死亡、重大疾病等。

上述事件常常导致心理危机发生。由于生活状况发生明显的变化，用现有的生活条件和经验难以克服当前的困难，以致当事人陷于痛苦、不安状态，常伴有绝望、焦虑、神经异常和行为障碍等。

企业应充分识别工作场所危机事件可能造成心理危机的风险，组织心理危机专家进行评估、制订并落实防控措施。应将心理健康防控措施纳入应急预案中，并作为优先事项。

危机事件发生后（或过程中），应立即采取有效行动，降低危机事件对员工心理状态的影响程度，减少心理创伤。采取干预措施时，应有专业人员、同事或亲属参与，安抚当事人，建立能力和信心，进行有利于镇定的活动。

（一）启动

当员工出现以下情况时，应启动心理危机干预。

（1）患有严重的精神疾病，对自己或是他人造成重大伤害或者不良后果。

（2）遭遇意外事件：被劫持、被骗取大额款项、生产安全事故、车祸、空难、猝死等。

（3）遭遇自然灾害或政治事件：地震、泥石流、洪水、暴乱、战争等。

（4）遭遇重大职场冲突：情绪失控、肢体冲突、挑衅的言语，对自己或他人可能造成重大伤害或不良后果等行为。

（二）干预范围

受干预人员应包括当事员工、家属、事件相关管理者、直接处理事件人员及其他相关人员。

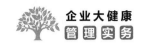

（三）需干预人员分类

第一级：当事员工或员工家属；第二级：现场目击者或幸存者；第三级：参与营救或救护的间接人员；第四级：危机事件区域的其他人员；第五级：间接了解事件的人员。其中第一、第二级是重点干预人员。应根据干预人群和数量，进行分梯度的干预。

（四）干预方式

个体危机干预：为危机事件当事人或家属提供一对一咨询服务，帮助员工或家属疏泄不良情绪，提供支持和应对技巧；如有需求，也应为处理此事的管理者提供一对一管理咨询服务，给予专业支持，帮助其更好地应对和处理危机。

群体危机干预：为受到危机影响的员工群体提供团体咨询辅导，咨询时间根据现场情况需求和具体情况安排，可采用管理层会议、管理者培训、团体干预（CISD集体晤谈）等多种干预方式覆盖危机事件波及人员。

（五）干预技术

对危机事件波及人员，可从心理救急、稳定化技术、行为调整、放松训练、晤谈技术、认知调整、情绪减压、愤怒处理、哀伤辅导等中选择一种或者多种组合技术。

（六）终止

当事人引起痛苦的症状或体征得到缓解，各种功能得到恢复，重新获得心理控制能力，至少恢复到危机发生前的水平，则心理干预可以阶段性终止。

第三节　企业员工心理健康管理的其他事项

一、保密原则

企业在员工心理健康管理过程中，心理服务人员和相关管理人员应按照国家相关法律法规和心理服务行业伦理守则，严格遵守职业道德和行为规范，严守保密原则，适合保密例外的情形应有据可依。

（1）服务和管理的机构、人员须遵守保密原则。保密范围为：咨询内容、心理评估和诊断。服务过程中收集到的所有关于员工的资料亦在保密之列，未经员工同意，不可将这些个人资料泄露给他人，包括其亲属。

（2）心理咨询师只有在征得员工同意的情况下，才能对咨询过程进行笔录、录音。员工有权拒绝心理咨询师提出的笔录、录音请求。

（3）心理咨询过程中的有关信息，包括个案记录、测评资料、信件、录音和其他资料等专业信息，都将在严格保密的情况下进行保存。同时，心理咨询师对于医院开具的诊断或医嘱及心理咨询服务的记录，应负有保密的义务。

（4）上述资料除心理咨询师外，其他人无权进行查看。

（5）保密例外：

① 服务和管理的人员发现员工有伤害自身或伤害他人的严重危险时，或者员工家属中未成年人、精神障碍患者等不具备完全民事行为能力的人受到性侵犯或虐待，有责任向其合法监护人、可确认的潜在受害者或相关部门预警。

② 法律规定需要披露的其他情况。在法庭及相关人员出示合法的正式文书后，服务和管理的人员有义务遵守法律法规，按照最低限度原则披露有关信息，并要求法庭及相关人员控制对专业服务相关信息的披露范围。

二、改进与提高

员工心理健康管理作为健康管理的一部分，其管理的过程应遵循 PDCA 管理循环。在对心理健康管理的效果评价时，不仅仅要关注绩效评估，同时要查阅事故报告，倾听员工或其代表提出的建议，定期进行审计和管理评审。

企业的组织者应对事件、不符合项制订处理流程，制订纠正措施。同时要收集关于心理风险管理改进信息，满足法律要求和其他要求，以及实现其职业健康安全目标，作为其持续改进过程的一部分，以期更好地对员工进行心理健康管理，并改善企业的组织气氛与管理效能。

第四节　员工帮助计划

根据《职业健康促进名词术语》（GBZ/T 296—2017），员工帮助计划（employee assistance program）是指企业为员工设置的一套系统的、长期的福利与支持项目。通过专业人员对组织进行诊断、建议，并对员工及其直系亲属提供专业指导、培训和咨询，旨在帮助解决员工及其家庭成员的各种心理和行为问题，提高员工的工作绩效水平，并改善企业的组织气氛与管理效能。

一、员工帮助计划的发展

EAP 始于 20 世纪 20 年代，最初是为了帮助个人解决酗酒等不良行为，直到 20 世纪 70 年代才被广泛应用于企业，用于处理员工的精神健康、工作压力、婚姻和财务咨询等问题。

1942 年杜邦公司开始使用 EAP，到 2003 年，已经有 80％ 的世界 500 强企业选择使用 EAP。1994 年，美国 50 家公司的调查显示：由于使用了 EAP，员工缺勤率降低了 21％，工作事故降低了 17％，生产率则提高了 14％。

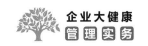

1998 年，EAP 进入中国。宝洁中国、诺基亚等少数跨国公司开始使用 EAP。2001 年，联想的客户服务部率先尝试 EAP 服务。2016 年国家卫生计生委、中宣部等 22 部门联合印发《关于加强心理健康服务的指导意见》中要求制订实施员工心理帮助计划，为员工提供相关服务，传授情绪管理、压力管理等自我心理调适方法和抑郁、焦虑等常见心理行为问题的识别方法，为员工主动寻求心理健康服务创造条件，引导员工保持健康、积极的心态，平衡工作与家庭关系。

至今，EAP 在国内已经走过了十余年的历程，并成为我国人力资源工作者所关注的热点话题，已经有越来越多的企业使用 EAP 服务。

二、EAP 覆盖范围

EAP 项目应该覆盖员工家属。因为许多员工心理问题，很可能是家庭问题造成的，而不一定是工作上的问题，所以 EAP 项目一般都包括家属。员工可能存在很多家庭问题，如婆媳关系问题、子女教育问题、邻居相处问题等，都会影响员工的身心健康。

三、EAP 包含的内容

对员工帮助计划的内容可以包含但不限于以下内容：

（1）工作与生活平衡，如老人照护、幼儿管理、度假安排等。

（2）健康促进，包括减肥、戒烟、锻炼、健康饮食、行为管理等。

（3）健康与疾病管理，如体检、慢性病管理。

（4）危机干预，并应纳入各类突发事件应急预案。

（5）教育和培训，包括员工进修、培训、技能训练等。

（6）教练和督导。

（7）外派服务，包括外派前、外派中、外派后的心理服务。

（8）福利服务类，包括急难救助、救济补助等。

EAP 的服务内容可能会因企业特性不同、文化背景的不同有所差异，但核心内容应该包括解决来自企业及其员工的有关影响企业绩效的所有问题，并随着时间和员工的需求而改变。

四、企业 EAP 的操作模式

一般员工帮助计划的操作模式可以分为：内置模式、外设模式、联合模式、整合模式。

（1）内置模式是企业自行设置员工帮助计划实施的专职部门，聘请 EAP 专业人员（可包括社会工作、心理、咨询等）策划实施该服务，优点是更熟悉企业内部和员工情况，能与员工和管理者互动，便于有效主动地发现和解决问题。

（2）外设模式是企业将 EAP 服务外包 EAP 服务公司，比较适合员工数量不多的企业，优点是服务更专业化，更能取得员工信任，满足员工最在意的保密要求。

（3）联合模式是多个企业集中他们的资源，配备专职人员，成立一个专门的机构为其员工提供 EAP 服务。

（4）整合模式就是内置模式和外设模式的结合，由企业内部员工帮助计划实施部门与外部专业机构共同为员工提供帮助，优点是使 EAP 的内容和模式与组织的管理有机地结合起来，可增强 EAP 项目的针对性和实效性。

企业可根据对 EAP 不同的理解和需求，结合自身行业组织特征和文化，对不同问题的解决策略及经费预算选择相应的 EAP 服务模式，以确保 EAP 的实施效果。

五、员工帮助计划对企业的影响

员工帮助计划实施对企业的影响主要体现在以下方面：

（1）提高工作绩效。员工帮助计划可以减少员工来自工作的压力与身心疲惫感，增强员工的工作能力，因此工作效率会得以提高。

（2）可以减少员工的不满意感。员工帮助计划中的保健因素可以消除员工对工作的不满意感。

（3）可以提高员工的组织承诺感。员工帮助计划可以增加员工的社会交往机会，感觉到企业对员工的生活质量的关心，这会使员工的组织承诺感得以提高，有利于降低离职率。

（4）有利于降低员工的旷工率。员工帮助计划提高了员工参与管理的机会并从中受益，并形成了一种参与管理的文化，提高了对企业的信心，帮助降低员工的矿工率。

六、EAP 案例介绍

某石油国际勘探开发公司，海外员工数量众多，工作所在地偏远，生活条件艰苦，就医条件较差，企业倡导"以人为本、关爱员工"的文化理念，搭建和谐、开放、平等、顺畅的沟通平台，将员工视为企业最核心的生产要素，同步提升员工知识、技能、创新能力等要素，助力企业源源不断地迸发活力与发展。

企业在员工帮助计划中的良好实践包括：

（1）领导重视，员工支持。

（2）年度职工体检，专业健康风险管理。

（3）自评与他评结合用于全体员工心理健康筛查。

（4）完善的 EAP 服务，覆盖至员工直系亲属。

（5）混合模式的 EAP 服务，专业服务机构的加持提高了服务的质量。

（6）公司领导成员与员工进行一对一谈心谈话，了解员工心理状态及存在的问题。

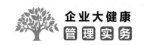

（7）特殊情况下团体心理辅导，进行危机下的心理干预（如所在国遭遇罢工、动乱、恐怖袭击等情况）。

（8）线下家庭团体心理辅导，疏导员工及其家属情绪，适当干预家庭问题，提升身心健康水平，将组织关爱落到实处。

（9）大健康管理促进了员工身体素质的提高，减少了外派员工海外发病救治难的问题。

（10）健康培训提高员工健康素养。

（11）海外健康管理审核保证了健康管理的有效性和符合性。

第 章

大健康审核

第一节　大健康审核基础知识

大健康审核是企业健康管理的重要组成部分，是验证国家健康法律法规、行业标准、企业健康管理体系文件、通知要求及健康会议精神具体落实情况的重要工具和抓手，是推动各企业健康管理实现持续改进的重要保障。

一、目的

大健康审核的目的是评价企业健康管理体系的符合性、完整性和有效性；找出优良做法供其他单位学习、参考；确定健康管理改善空间，提出改进建议和指导意见，督导持续改进，实现大健康 PDCA 闭环管理。

二、名词解释

审核：为获得审核证据并对其进行客观的评价，以确定满足审核准则的程度所进行的系统的、独立的并形成文件的过程。

审核准则：用于与客观证据进行比较的一组要求。

审核证据：与审核准则有关并能够证实的记录、事实陈述或其他信息。

审核发现：将收集的审核证据对照审核准则进行评价的结果。

不符合：未满足要求，所谓的不符合项就是指那些违背审核准则的事实和证据。

审核结论：审核组考虑审核目的和所有审核发现后得出的审核结果。

审核方案：针对特定时间段策划的、具有特定目的的一组（一次或多次）审核安排。

审核计划：对一次审核活动和安排的描述。

审核范围：审核的内容和界限，通常包括对实际位置、组织单元、活动和过程，以及审核所覆盖的时期的描述。

三、审核依据

大健康审核的依据包括国家法律法规、行业标准、国家部委下发的健康管理通知、

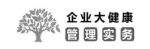

企业健康管理体系文件和行业最佳实践等。

四、审核范围和内容

　　企业生产规模情况、业务领域、作业类型等各不相同，因此，大健康审核需要遵从"一体化、差异化、精准化"审核方式，审核前应该充分考虑企业股权结构、所在地医疗水平、人员数量、当地传染病等因素，最终确定大健康审核范围；审核内容根据企业实际情况有所取舍，包括但不限于：企业健康管理体系文件、医疗保障体系、职业健康、公共卫生、突发健康事件应急预案、心理健康等。

五、审核组人员

　　大健康审核组由审核组组长、副组长和组员构成。根据审核需要，审核组包括健康管理、全科医生、急救、医护、检验等专业审核人员。

　　组长应符合以下要求：

　　（1）坚持原则，独立、客观、公正。

　　（2）具有良好的组织、管理和计划能力。

　　（3）具有良好的书面和口头沟通能力。

　　（4）曾经作为审核组的成员或组长参加或主持过大健康的审核，具有丰富的审核经验。

　　（5）具备企业健康管理体系标准的知识和行业标准知识。

　　（6）有健康管理工作经验。

　　（7）由接受过审核培训、具备审核经历的企业负责人担任，全程带队审核，并负责审核总结通报。

　　（8）根据需要，审核组可配备一名技术副组长，协助组长对审核质量进行把关。

　　大健康审核组成员需要满足以下要求：

　　（1）具有企业或者行业认可的审核员资质。

　　（2）掌握健康管理体系的知识，掌握行业标准。

　　（3）具有良好的书面和口头沟通能力，客观、诚实、坦率。

　　（4）有企业健康管理工作经验，掌握常用的健康技术和知识。

　　（5）具有与审核内容相关的专业知识和实际工作经验。

六、审核方法

　　审核方法包括人员访谈、现场查看、资料查阅、演练测试、医疗器械操作、健康问卷调查及远程审核等，具体方法的使用需要结合审核目的、行程进展等因素。

第二节 审核流程

一、大健康审核流程概述

大健康审核的完整流程包括三大部分，分别是审核策划、审核实施和后续活动；其中审核策划包括制订年度审核方案、组建审核组、启动审核准备、发送审核通知、编制审核计划、第一次审核准备会、审核培训、阅读预审资料、第二次审核准备会、行前准备、行前会议；审核实施包括首次会议、人员访谈、现场查看和文件评审、确认审核发现、形成审核结论、末次会议，共计五项内容；后续活动包括编制审核报告、批准和分发审核报告、纠正和预防措施计划、纠正和预防措施的跟踪验证，共计四项内容；需要根据实际情况、审核目的等选择适应的审核流程。

大健康审核应遵循统筹运作、客观公正、程序规范、操作简明、抽样科学的工作原则。

二、大健康审核流程具体要求

制订年度审核方案：主要工作内容是确定审核组组长、成员、联络员、审核日期和时长、审核类别，考虑结合企业年度 QHSE 工作计划中关于健康审核要求。

组建审核组：根据年度审核方案，确定审核组组长、成员、联络员、审核日期和时长，并确认审核组成员在计划时间内保证能参加审核。

启动审核准备：请受审核方指定一名审核协调人，并与审核组和受审项目确认审核时间，准备行程。

发送审核通知：向受审核方发送审核通知，并向受审核方协调人提供审核组协调人联系方式，审核通知内容包括：审核组构成、审核目的、审核范围、审核依据、审核费用、审核计划时间和总体安排、审核方法、审核报告相关要求、预审材料清单。

编制审核计划：根据大健康审核范围、重点和各位审核员的简历、特长提出分组和分工建议；与受审核方反复沟通审核日程表，包括审核流程、审核员分组及分工、首末次会议时间、计划查看的现场及时间安排、不同场所的访谈人员清单和时间安排、出行方式和食宿安排等。确定审核计划，审核计划应便于审核活动的日程安排和协调，其详细程度应反映审核的范围和复杂程度。审核计划应包括：审核目的、审核依据、审核范围、审核方法、审核重点、审核组成员、审核组行程安排等。

第一次审核准备会：主要内容是讨论审核计划，明确审核目的、范围、标准、方式和要求，对审核组成员进行分工，安排审核组成员阅读预审资料，按照分工确定审核重点问题，讨论审核行程，准备审核清单等。

审核培训：对审核组成员进行审核培训，包括审核程序、审核标准、审核员职责、审核技巧等，可与第一次审核准备会同步进行。

阅读预审资料：审核组协调人联系受审核方协调人按照预审清单索取项目健康文件

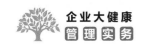

及相关记录，并转发给审核组全体以便根据资料确定审核应关注的高风险领域。审核组成员提前阅读预审资料，了解项目健康风险、健康管理体系及运行情况。

第二次审核准备会（问题讨论会）：对资料预审情况进行汇总，根据汇总发现的问题，要求受审核方补充提供资料。对审核检查表、访谈清单等进行讨论。

行前准备：就各位审核员的审核任务、职责、健康状况、疫苗接种、票务办理、行程安排、审核工具设备等进行准备；联络受审核方审核协调人，以便告知最终确定的审核组成员；最终确认审核日期及日程安排；确认对审核组的安排，包括交通、食宿、当地安保服务等；确保提供审核组在当地所需的办公用品、办公室、会议设施、个人劳保等。

行前会议：再次明确审核目的、范围、标准、方式和要求、审核程序、各项工作分工、确定最终审核检查表、访谈清单等。对审核组成员进行审核培训，明确审核程序、各项工作分工及安全注意事项，向审核组全体成员培训审核地区的"安全风险提示"。

首次会议：审核组应与受审核方管理层、QHSE 工作人员及相关人员一起召开首次会议，会议应由审核组长主持，并保存出席人员记录。主要内容包括：审核组组长介绍审核组成员，受审核方领导介绍参会人员，受审核方做安全经验分享，QHSE 人员介绍项目QHSE 管理现状，审核组介绍本次审核的目的、范围、依据、方式、重点及日程安排，受审核方就审核日程安排与审核组进行最后的沟通，并指定陪审人员，受审核方领导讲话，首次会议结束。

人员访谈、现场查看和文件评审：审核组成员应按照审核分工在受审核方人员陪同下进行访谈、现场查看、文件评审的检验，获取相关信息资料，收集审核证据。

确认审核发现：审核组成员应记录、整理和评价收集到的信息资料，对照审核准则评价审核证据，验证审核结果，形成审核发现；审核发现包括符合和不符合，应对审核发现中值得其他单位学习的良好实践进行总结。

形成审核结论：在末次会议前，审核组应针对审核目的、内容就以下方面进行讨论，对受审核方的健康管理运行状况的符合性、适宜性、有效性做出总体评价。

（1）评审审核发现及在审核过程中所收集的其他适当信息。

（2）考虑审核过程中固有的不确定因素，对审核结论达成一致。

（3）针对不符合项，提出整改指导性建议。

（4）如果审核计划有规定，讨论审核后续活动。

应在末次会前与受审核方管理层充分沟通审核发现和审核结论。审核组长应基于审核发现和审核结论准备末次会议报告。

末次会议：末次会议由审核组长主持，并以受审核方能够理解和认同的方式提出审核发现和结论，参加本次会议人员应包括受审核方参加首次会议的人员，也可以包括审核委托方和其他方，与会者应就针对不符合项分级及审核发现而制订的行动计划的时限达成一致。审核组需保持会议纪要，包括出席人员的记录。末次会议内容应包括以下内容：

（1）回顾审核的初始范围／审核计划及在审核过程中商定做的任何重大修改。

（2）概述审核开展（及未开展）的工作。

（3）描述每项重要发现和关键建议。

（4）详细论述严重不符合、高度不符合、一般不符合和低度不符合。

（5）阐述审核组的意见和得出该意见的依据。

（6）描述关于报告定稿和发布的下一步工作，强调受审核方跟踪和监测整改措施的责任。

编制审核报告：审核组长应对审核报告的编制和内容负责，审核报告应提供完整、准确、简明和清晰的审核记录。审核报告应包含但不限于以下内容：

（1）接受审核单位的标准中文名称和基本情况；

（2）审核目的；

（3）审核准则；

（4）审核时间和日程；

（5）审核组成员；

（6）审核范围；

（7）审核方法；

（8）审核重点；

（9）良好做法；

（10）审核发现；

（11）改善空间和改进建议；

（12）审核结论。

批准和发布审核报告：审核报告可在末次会议上或者现场审核结束之后约定时间内提交给受审核方。审核报告应注明日期，并经评审和批准。审核报告应分发给审核委托方指定的接收者。

纠正和预防措施计划：对审核发现的现场问题，审核组应当分级分类列出清单。特别是对严重性问题、普遍性问题和重复性问题，要认真追溯和查找管理原因。受审核方应在审核结束后的一个月内制订和发布一个纠正和预防措施计划，确定所有不符合项的预期纠正和预防措施、完成日期及相关责任人。计划应分发给受审核方管理层、计划落实责任方及审核委托方。

纠正和预防措施的跟踪：受审核方应跟踪、监测纠正和预防措施的落实情况，每季度形成一个纠正和预防措施跟踪报告，分发给受审核方管理层及审核委托方。审核委托方应定期评审纠正和预防措施的完成情况，并对其有效性进行验证。

国内企业的大健康管理总体处于严格监管阶段，审核是促进和提升大健康管理的重要抓手，各企业及各单位要充分利用好大健康审核这一重要抓手，不断提高大健康管理水平，持续改进，避免企业人员因健康原因导致的重伤及亡人事件。

第三节　大健康审核清单范例

大健康审核清单范例见表 8-1 至表 8-5。

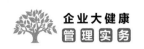

表8-1 国资委"四位一体"医务室及人员配置检查表

检查项目			检查内容与医务室实际情况（符合项前打"√"，不符合项前打"×"）	备注
1 医务室配置	1.1 医务室设置情况	1.1.1 中方员工100~500人，且转诊时间60~180min，设立普通医务室。	□中方员工100~500人，且转诊时间60~180min，设立普通医务室。	
		1.1.2 中方员工≥100人，且转诊时间>180min，设立强化医务室。	□中方员工≥100人，且转诊时间>180min，设立强化医务室。	
		1.1.3 中方员工20~100人，且转诊时间>60min，设立急救站。	□中方员工20~100人，且转诊时间>60min，设立急救站。	
		1.1.4 中方员工<20人，至少配备一个急救包。	□中方员工<20人，至少配备一个急救包。	
		1.1.5 所在地医疗水平较高，员工可及时获得医疗服务，经批准可不设	□所在地医疗水平较高，员工可及时获得医疗服务，经批准可不设	
	1.2 医疗用房	1.2.1 医务室总面积满足使用，室内光照强度适宜。	□医务室总面积满足使用，室内光照强度适宜。	
		1.2.2 具备自然通风或配备强制通风设备。	□具备自然通风或配备强制通风设备。	
		1.2.3 普通医务室应分设诊室和治疗室。	□普通医务室应分设诊室和治疗室。	
		1.2.4 强化医务室应分设诊室、治疗室和观察室。	□强化医务室应分设诊室、治疗室和观察室。	
		1.2.5 传染病高发地区应设置相对独立的隔离室。	□传染病高发地区应设置相对独立的隔离室。	
		1.2.6 医务室通道设置合理，门净宽≥1.1m。	□医务室通道设置合理，门净宽≥1.1m。	
		1.2.7 医务室应配置盥洗盆和给排水装置。	□医务室应配置盥洗盆和给排水装置。	
		1.2.8 医务室应配置灭火器、医疗垃圾存放设施和必要的通信设施	□医务室应配置灭火器、医疗垃圾存放设施和必要的通信设施	
2 人员配置	2.1 医务人员配置	2.1.1 中方员工>100人的项目医务室，至少配备一名医务人员。	□中方员工>100人的项目医务室，至少配备一名医务人员。	
		2.1.2 中方员工<100人的项目医务室，酌情配备急救员或医务人员	□中方员工<100人的项目医务室，酌情配备急救员或医务人员	

续表

检查项目		检查内容与医务室实际情况（符合项前打"√"，不符合项前打"×"）	备注
2 人员配置	2.2 医务人员执业资质	2.2.1 医务人员必须获得相应的执业证书。 2.2.2 医务人员每年都需要进行专业培训	□医务人员必须获得相应的执业证书。 □全科 □内科 □外科 □中医 □中西结合 □医务人员每年都需要进行专业培训
	2.3 医务人员岗前培训	2.3.1 医务人员上岗前，完成 HSE 提供的统一培训。 2.3.2 医务人员每年必须进行不少于 20 学时的专业培训，培训内容包括但不局限于 9 个相关专业	□常见病诊疗培训 □急救知识培训 □基本医疗操作培训 □急救包使用培训 □转诊流程培训 □本地流行病防疫培训 □食物中毒处置培训 □医疗管理制度培训 □中医药基本知识和技能培训等

检查者签名：   检查日期：

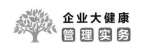

表8-2 国资委"四位一体"医务室药品配置检查表

检查项目		检查内容与医务室实际情况（符合项前打"√"，不符合项前打"×"）	备注
药品配置	抗生素类	3.1 根据所处地区传染病流行情况，员工主要疾病谱，药品可获得性，员工数量等因素，酌情调整配置清单	抗生素标配：□头孢克洛缓释片 □阿莫达唑片 □左氧氟沙星片 □盐酸莫西沙星片 □阿莫西林胶囊 □奥司他韦胶囊 □阿奇霉素分散片 □甲硝唑 □青蒿素片 □磷酸氯喹片 疫情标配：	
	心血管疾病用药	3.2 医务室心血管疾病用药配置	□阿司匹林肠溶片 □厄贝沙坦片 □酒石酸美托洛尔 □尼莫地平片 □阿托伐汀	
	胃肠道疾病用药	3.3 医务室胃肠道疾病用药配置	□奥美拉唑肠溶胶囊 □盐酸小檗碱片 □口服补液盐 □复合维生素片 □蒙脱石散 □多潘立酮片 □颠茄磺苄啶片	
	糖尿病用药	3.4 医务室糖尿病用药配置	□二甲双胍 □阿卡波糖	
	呼吸道疾病用药	3.5 医务室呼吸道疾病用药配置	□布地奈德福莫特罗吸入剂 □复方甲氧那明胶囊 □氢溴酸右美沙芬	
	镇痛抗过敏药	3.6 医务室镇痛抗过敏用药配置	□布洛芬缓释胶囊 □对乙酰氨基酚片 □氯雷他定片	
	外用药	3.7 医务室消外用药配置	□双氯芬酸钠乳膏 □莫匹罗星软膏 □卤米松乳膏 □萘替芬酮康唑乳膏 □左氧氟沙星滴眼液 □炉甘石洗剂 □正红花油 □风油精 □马应龙麝香痔疮膏 □云南白药膏 □烧伤膏	
	中成药	3.8 医务室中成药配置	□连花清瘟胶囊 □藿香正气口服液 □速效救心丸	
	注射液	3.9 医务室注射液配置	注射液标配：□地塞米松注射液 □注射用头孢曲松钠 □甲泼尼松 □0.9%氯化钠注射液 □5%葡萄糖注射液 □人破伤风免疫球蛋白 □10%氯化钾注射液 注射液选配：□注射用青霉酯 □抗狂犬病血清 □注射用青霉素钠 □抗蛇毒血清（根据本地蛇种）	

检查者签名：　　　　　　　　　　　　　　　　检查日期：

表 8-3 国资委 "四位一体" 医务室医用耗材检查表

检查项目			检查内容与医务室实际情况（符合项前打 "√"，不符合项前打 "×"）	备注
医用耗材	日常医用耗材	4.1 医务室日常医用耗材	□医用棉球 □棉签 □医用酒精 □安尔碘消毒液 □砂轮 □弹力止血带 □一次性静脉输液针 □输液器及辅助耗材 □输液贴 □创可贴 □注射器（□5mL □20mL □50mL）□血糖试纸 □压舌板	
	外伤处理耗材	4.2 医务室外伤处理耗材	外伤处理耗材标配：□一次性手术刀片 □一次性清创缝合包 □医用纱布 □凡士林油纱 □医用胶布 □冷热敷袋 □双氧水 □一次性防水敷料贴 外伤处理耗材选配：□毒蛇咬伤毒液抽吸器	
	防护耗材	4.3 医务室防护耗材	□医用外科口罩 □颗粒物防护口罩 □医用一次性帽子 □速干手消毒液 □医用无菌手套 □一次性手术衣 □一次性防护服	

检查者签名：　　　　　　　　　　　　　　　　　　　　　　　　　　　　　　检查日期：

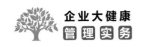
表8-4 国资委"四位一体"医务室卫生防疫配置检查表

检查项目		检查内容与医务室实际情况（符合项前打"√"，不符合项前打"×"）	备注
卫生防疫配置	防疫装备 5.1 卫生防疫装备配置	防疫装备标配：□额温枪 □储压式喷雾器 □超低容量喷雾器 防疫装备选配：□核酸（快速）检测设备 □担架 □蚊帐 □带蚊帐行军帐篷及行军床 □食品安全检测箱 □水质理化检测箱 □微生物采样箱	
	防疫药品试剂 5.2 防疫药品试剂配置	防疫药品试剂标配：□含氯消毒剂 □含碘消毒剂 □医用酒精 □过氧化物制剂 □食品级二氧化氯消毒剂 □速干手消毒液 □消毒液浓度检测纸 防疫药品试剂选配：□拟除虫菊酯类杀虫剂 □疟疾检测试剂 □霍乱检测试剂 □新冠检测试剂	备注：疟疾、霍乱、新冠检测试剂建议在对应疾病高发地区配备
	防护耗材 5.3 防护耗材配置	□医用外科口罩 □医用无菌手套 □护目镜 □防护面罩 □隔离衣 □医用防护服 □雨靴或鞋套	
	隔离室 5.4.1 隔离室应远离主要办公区和人口密集区，间距>50m，并设独立的出入口。 5.4.2 隔离室应具备相对独立的场所，配有专门卫生间并配齐个人防护用品		设置条件：位于一种或多种高发传染病如登革热、疟疾、新型冠状病毒肺炎、伤寒、霍乱、中东呼吸综合征等的境外项目，应设立隔离室
	发热门诊 5.5.1 发热门诊应远离主要办公区和人口密集区，间距>50m，并设独立的出入口。 5.5.2 发热门诊相对独立运转，配备必要的诊疗设备和检验设备。 5.5.3 医护人员应采取严格的防护措施，并及时对发热门诊进行消杀		

检查者签名：　　　　　　　　　　　　　　　　　检查日期：

表8-5　国资委"四位一体"医务室急救包检查表

检查项目		检查内容与医务室实际情况（符合项前打"√"，不符合项前打"×"）	备注
医疗设备	医疗设备	□听诊器1个 □温度计1个 □电子血压计1个 □快速血糖仪1个 □手电筒1个 □呼吸球囊面罩1个 □自动体外除颤仪1台 □便携式脉搏指氧仪1个 □卷式夹板1卷 □剪刀1把 □一次性压舌板3个	
	医用耗材	□一次性注射器（□5mL 5支 □20mL 3支） □一次性输液器3套 □弹力止血带1个 □医用纱布10包 □医用胶布2卷 □棉签10包 □三角巾2个 □绷带1卷 □医用棉球2包 □医用无菌手套4副 □旋压式止血带1个 □弹力绷带1卷	
急救药品		□盐酸肾上腺素5支 □去甲肾上腺素5支 □阿托品2支 □胺碘酮2支 □地西泮5支 □硝酸甘油片1瓶 □消旋山莨菪碱1支 □沙丁胺醇气雾剂1支 □阿司匹林肠溶片1盒 □利多卡因5支 □硝苯地平片1瓶 □0.9%氯化钠注射液2袋 □5%葡萄糖注射液2袋 □20%甘露醇注射液1袋	

检查者签名：　　　　　　　　　　　检查日期：

参 考 文 献

［1］李里明．流行病学［M］．6版．北京：人民卫生出版社，2008．

［2］中华医学会心血管病学分会，等．中国心血管病一级预防指南［J］．中华心血管病杂志，2020，48
（12）：1000-1038．

［3］张喜雨，等．实用远程医学［M］．济南：济南出版社，2006：3-88．

［4］叶舟，等．实用远程医疗技术规范与标准［M］．北京：电子工业出版社，2019：109-120．

［5］中国心血管病风险评估和管理指南编写联合委员会．中国心血管病风险评估和管理指南［J］．中国
循环杂志，2019，34（1）：4-28．

［6］国家心血管病中心，等．国家基层高血压防治管理指南2020版［J］．中国循环杂志，2021，36（3）：
209-220．

［7］中华预防医学会，等．中国健康生活方式预防心血管代谢疾病指南［J］．中国循环杂志，2020，35（3）：
209-230．

［8］中华医学会，等．高血压基层诊疗指南（实践版2019）［J］．中华全科医师杂志，2019，18（8）：
723-731．

［9］中华中医药学会风湿病分会．痛风和高尿酸血症病证结合诊疗指南［J］．中医杂志，2021，62（7）：
1276-1288．

［10］中国医师协会中西医结合医师分会内分泌与代谢病学专业委员会．高尿酸血症和痛风病证结合诊疗
指南（2021-01-20）［J］．世界中医药，2021，16（2）：183-189．

［11］WS/T 560—2017高尿酸血症与痛风患者膳食指导［S］．

［12］中华医学会心血管病学分会介入心脏病学组，等．稳定性冠心病诊断与治疗指南［J］．中华心血管
病杂志，2018，46（9）：680-694．

［13］中国成人血脂异常防止指南修订联合委员会．中国成人血脂异常防治指南（2016年修订版）［J］．
中华心血管病杂志，2016，44（10）：833-853．

［14］中华医学会糖尿病学分会．中国2型糖尿病防治指南（2017年版）［J］．中华糖尿病杂志，201，10
（1）：4-67．

［15］中华医学会神经病学分会，等．中国急性缺血性脑卒中诊治指南2018［J］．中华神经科杂志，
2018，51（9）：666-682．

［16］葛均波，等．内科学［M］．北京：人民卫生出版社，2018．

［17］中国心血管病预防指南（2017）写作组．中国心血管病预防指南（2017）［J］．中华心血管病杂志，
2018，46（1）：10-25．

［18］一般健康问卷（GHQ-12）［EB/OL］，https://www.wjx.cn/xz/152924245.aspx．

［19］一般健康问卷（GHQ-20）［EB/OL］，https://www.wjx.cn/xz/87261015.aspx．

［20］大五人格测验（240道题完整版与计分方法）［EB/OL］，https://www.doc88.com/p-8468591088062.
html？r=1．

［21］大五人格量表及计分方法六十题版本［EB/OL］，https://www.doc88.com/p-39839035308937.html．

［22］生活事件量表（LES）［EB/OL］，https：//zhuanlan. zhihu. com/p/523264884.

［23］症状自评量表（SCL-90）［EB/OL］，https：//www. wjx. cn/jq/99012786. aspx.

［24］Li W，Han L Q，Guo Y J，et al. Using WeChat Official Accounts to Improve Malaria Health Literacy Among Chinese Expatriates in Niger：An Intervention Study［J］. Malaria Journal,2016,15（1）：1-13.

［25］ISO 31030：2021 Travel Risk Management — Guidance for Organizations.

［26］Hung-Ju Lin，et al. 2020 Consensus Statement of the Taiwan Hypertension Society and the Taiwan Society of Cardiology on Home Blood Pressure Monitoring for the Management of Arterial Hypertension［J］. Acta Cardiol Sin，2020（36）：537-561.

［27］Lisbeth Claus，et al. Duty of Care and Travel Risk Management Global Benchmarking Study［M］. Oregon：International SOS，2011.

［28］Asia Remote Health Committee Medical Guide for Remote Areas project in Asia［M］. Singapore，2015，9-15.

附录一 健康企业建设评估表

健康企业建设评估表见附表 1-1。

附表 1-1 健康企业建设评估表

基本条件	评估结果
企业主要负责人书面承诺组织开展健康企业建设	□符合 □不符合
近三年内未发生因防控措施不力导致的甲、乙类传染病暴发流行和群体性食源性疾病等事故	□符合 □不符合
近三年内未发生重大职业健康安全责任事故	□符合 □不符合
近三年内未发生企业过失造成的重大突发环境事件	□符合 □不符合

注：基本条件无不符合项，继续进行评估；基本条件有任一不符合项，则不具备健康企业申报基本条件，停止评估。

一级指标	二级指标	三级指标	分值	评估方式	得分
管理制度（200分）	组织保障（40分）	成立健康企业建设工作领导小组，由主要领导担任负责人	20分	资料审查	
		明确健康企业建设管理部门及职责	20分	资料审查 现场勘察	
	人员保障（20分）	配备健康企业建设专/兼职管理人员	20分	资料审查	
	制度保障（60分）	制订健康企业工作计划及实施方案	15分	资料审查	
		建立、完善与劳动者健康相关的各项制度	30分	资料审查	
		落实企业民主协商制度，建立全体员工共同参与健康企业建设的协商协调机制，构建和谐劳动关系	15分	资料审查 访谈	
	经费保障（20分）	设立健康企业建设专项工作经费，专款专用	20分	资料审查	
	合同及参保情况（40分）	依法与劳动者签订劳动合同	15分	资料审查	
		按时、足额缴纳工伤保险保费	15分	资料审查	
		为员工投保大病保险	10分	资料审查	
	全员参与（20分）	采取多种措施，调动员工积极参与健康企业建设	20分	资料审查 访谈	
健康环境（250分）	一般环境（170分）	基础设施完善	20分	现场勘察	

续表

一级 指标	二级 指标	三级指标	分值	评估 方式	得分
健康环境 （250分）	一般环境 （170分）	生产环境布局合理，生产布局符合国家相关标准要求	20分	资料审查 现场勘察	
		环境整洁，无卫生死角	15分	现场勘察	
		绿化覆盖率和绿地率满足国家绿化工作要求	15分	资料审查 现场勘察	
		废气、废水、固体废物排放和贮存、运输、处理符合国家、地方相关标准和要求	15分	资料审查 现场勘察	
		有效落实病媒生物防制，鼠、蚊、蝇、蟑螂等病媒生物密度得到有效控制，符合国家卫生标准和要求	15分	资料审查 现场勘察	
		全面开展控烟工作，打造无烟环境，积极推动室内工作场所及公共场所等全面禁止吸烟，设置显著禁烟标识，企业内无烟草广告和促销	20分	资料审查 现场勘察 访谈	
		加强水质卫生管理，保障生活饮用水安全	15分	资料审查	
		企业内设食堂应符合《中华人民共和国食品安全法》相关规定；未设置食堂的，就餐场所不能与存在职业病危害因素的工作场所毗邻	20分	资料审查 现场勘察	
		厕所设置布局合理、管理规范、干净整洁	15分	资料审查 现场勘察	
	工作场所 环境 （80分）	工作及作业环境、设备设施符合工效学要求和健康需求	20分	现场勘察 访谈	
		工作场所采光、照明、通风、保温、隔热、隔声、污染物控制等方面符合国家、地方相关标准和要求	30分	资料审查 现场勘察	
		落实建设项目职业病防护设施"三同时"制度，做好职业病危害预评价、职业病防护设施设计及竣工验收职业病危害控制效果评价 *	30分	资料审查	
健康管理 与服务 （400分）	一般健康 管理与 服务 （130分）	设立医务室并符合相关标准	15分	资料审查 现场勘察	
		为员工提供免费测量血压、体重、腰围等健康指标的场所和设施	10分	现场勘察	
		制订员工年度健康检查计划，建立员工健康档案	20分	资料审查	
		开展员工健康评估并实施分类健康管理和指导	20分	资料审查 访谈	

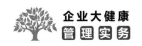

续表

一级指标	二级指标	三级指标	分值	评估方式	得分
健康管理与服务（400分）	一般健康管理与服务（130分）	制订传染病、食源性疾病等防控应急预案，防止疾病传播流行	15分	资料审查	
		完善员工健身场地及设施，组织开展适合不同工作场所或工作方式特点的群体性健身活动	20分	资料审查 现场勘察 访谈	
		开展婚前、孕前和孕期保健	15分	资料审查 访谈	
		开展女职工健康检查，检查项目覆盖妇科和乳腺检查	15分	资料审查	
	心理健康管理与服务（50分）	设立心理健康辅导室	10分	现场勘察 访谈	
		制订并实施员工心理援助计划	20分	资料审查	
		提供心理评估、心理咨询、教育培训等服务	20分	资料审查 访谈	
	职业健康管理与服务（220分）	落实《女职工劳动保护特别规定》，加强对怀孕和哺乳期女职工的关爱和照顾，女职工较多的企业按规定建立女职工卫生室、孕妇休息室、哺乳室、母婴室等辅助设施	15分	资料审查 现场勘察	
		企业主要负责人和职业卫生管理人员接受职业卫生培训，遵守职业病防治法律、法规，依法组织本单位的职业病防治工作*	15分	资料审查 访谈	
		组织劳动者进行上岗前的职业卫生培训和在岗期间的定期职业卫生培训*	15分	资料审查 访谈	
		建立、健全职业卫生管理制度、操作规程、职业卫生档案和工作场所职业病危害因素监测及评价制度*	15分	资料审查	
		实施工作场所职业病危害因素日常监测和定期检测、评价*	15分	资料审查 现场勘察	
		在存在或者产生职业病危害的工作场所设置警示标识和中文警示说明；对存在或产生严重职业病危害的工作岗位设置职业病危害告知卡*	10分	资料审查 现场勘察	
		采用有效的职业病防护设施；为员工提供符合国家职业卫生标准的职业病防护用品，并督促、指导员工正确佩戴和使用*	10分	资料审查 现场勘察	
		对可能导致急性职业损伤的有毒、有害工作场所，设置报警装置，配置现场急救用品、冲洗设备、应急撤离通道和必要的泄险区*	15分	资料审查 现场勘察	

一级指标	二级指标	三级指标	分值	评估方式	得分
健康管理与服务（400分）	职业健康管理与服务（220分）	建立、健全职业病危害事故应急救援预案 *	10分	资料审查访谈	
		建立、完善职业健康监护制度，对从事接触职业病危害作业的劳动者进行上岗前、在岗期间和离岗时的职业健康检查 *	20分	资料审查访谈	
		建立职业健康监护档案并妥善保管 *	15分	资料审查	
		定期评估职业健康监护资料 *	10分	资料审查	
		配合做好职业病诊断与鉴定工作，安排疑似职业病病人依法进行职业病诊断，依法提供与职业病诊断、鉴定有关的职业卫生和健康监护等资料 *	10分	资料审查访谈	
		妥善安置有职业禁忌、职业相关健康损害和患有职业病的员工 *	10分	资料审查访谈	
		依法依规安排职业病病人进行治疗、康复和定期检查 *	10分	资料审查访谈	
		对从事接触职业病危害作业的劳动者，给予岗位津贴 *	10分	资料审查访谈	
		优先采用有利于防治职业病和保护劳动者健康的新技术、新工艺、新设备、新材料，替代职业病危害严重的技术、工艺、设备、材料 *	15分	资料审查现场勘查访谈	
健康文化（150分）	健康教育（60分）	广泛开展多种形式的健康知识普及，倡导健康生活方式和健康工作方式	20分	资料审查现场勘察	
		定期组织开展传染病、慢性病和职业病防治及心理健康等内容的健康教育活动，提高员工健康素养	25分	资料审核访谈	
		定期对食堂管理和从业人员开展营养、平衡膳食和食品安全相关培训 **	15分	资料审查访谈	
	企业文化（70分）	关爱员工身心健康，构建和谐、平等、信任、宽容的人文环境	20分	资料审查访谈	
		传播健康先进理念和文化	15分	资料审查现场勘察访谈	
		采取积极有效措施预防和制止工作场所暴力、歧视和性骚扰等	20分	资料审查访谈	
		开展"健康达人"评选活动	15分	资料审查访谈	

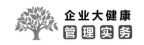

一级指标	二级指标	三级指标	分值	评估方式	得分
健康文化（150分）	社会责任（20分）	切实履行社会责任，积极参与社会公益活动	20分	资料审查访谈	

注：1. 标注 * 号的指标为存在职业病危害因素企业的特有指标，共235分。

2. 如果申请企业不存在职业病危害因素，则自评估得分以非 * 号项得分除以 0.765 计。如某企业不存在职业病危害因素，其非 * 号项得分为 650 分，对自评估得分进行加权计算为 650/0.765＝849.67 分。

3. 如果申请企业存在职业病危害因素，则需要对所有指标进行评估，各项指标实际评估得分相加结果即为评估得分。

4. 标注 ** 号的指标，企业内部设置食堂或餐厅的，考核此项指标；未设置食堂或餐厅的企业，不考核此项指标，得分按照加权处理。

5. 评估达到 800 分以上的企业，通过健康企业评估。

评估得分：　　　　分

评估组成员签名：

附录二 工作适宜性管理矩阵

工作适宜性管理矩阵见附表2-1。

附表 2-1 工作适宜性管理矩阵

项目	在员工入职前或承包动员前	定期复检	特殊情况
国际雇员	是	长期合同	注 1&2
海上或偏远地区员工	是	40 岁以下（含 40 岁），每 5 年 超过 40 岁，每 2 年	注 1
消防员或救援队员及应急响应小组成员	是	1 年	注 1
司机	是	1 年	注 1
安保人员	是	1 年	注 1&2
需穿戴呼吸器人员	是	2 年	注 1
频繁出差人员	是	2 年	注 1
配餐人员	是	1 年	注 4
清洁工 / 客房服务人员 / 污水处理工人 / 害虫控制人员	是	1 年	注 4
电工	是	2 年	注 1&2
暴露在石棉环境下	是	2 年	注 1&2
暴露在苯类环境下	是	2 年	注 1&2
暴露在甲醇环境下	是	2 年	注 1&2
暴露在高空作业下	是	2 年	注 1&2
暴露在粉尘环境下	是	2 年	注 1&2
暴露在噪声环境下	是	1 年	注 1&2
暴露在电离辐射环境下	是	1 年	注 1&2
暴露在高温环境下	是	1 年	注 1&2
暴露在振动（手）环境下	是	1 年	注 1&2

注:

1. 在可能导致功能障碍重大疾病或受伤之后返回工作。

2. 赴任下一份工作。

3. 企业希望降低在严酷工作环境或当地基础设施较为薄弱的条件下工作人员的医疗风险。

4. 患严重疾病如痢疾、伤寒、肝炎、肺结核、皮肤化脓和出血后返回原工作岗位的。

附录三 工作适宜性管理项目

工作适宜性管理项目见附表3-1。

附表3-1 工作适宜性管理项目

岗位	检查项目	体检周期
海上或偏远地区员工 国际雇员 消防员 救援队员 应急响应小组成员	（1）常规体检（视力与瞳孔/肺与胸/耳鼻喉/心血管系统/肛门与直肠内脏/泌尿系统/四肢骨骼/皮肤和静脉曲张与神经性刺激/中枢神经系统药物）； （2）牙科检查； （3）尿液； （4）血型和RH血型测定； （5）血液分析：（HIV*）、肌酐、血清谷草转氨酶、谷丙转氨酶、血清胆固醇、低密度脂蛋白、高密度脂蛋白、甘油三酯、尿酸、空腹血糖、乙肝表面抗原、丙型肝炎抗体； （6）心电图； （7）听力测试； （8）肺功能检查； （9）胸透； （10）药物检测	雇佣前或承包商开始工作前和每半年
司机	（1）常规体检（身高/视力与瞳孔/肺与胸/耳鼻喉/心血管系统/肛门与直肠内脏/泌尿系统/四肢骨骼/心脏与神经性刺激/中枢神经系统药物）； （2）视力测试； （3）色觉测试； （4）听力测试； （5）心电图； （6）胸透； （7）（HIV*）； （8）血常规和血型； （9）尿液； （10）药物检测	雇佣前或承包商开始工作前和每半年
需穿戴呼吸器人员	（1）常规体检（身高/视力与瞳孔/肺与胸/耳鼻喉/心血管系统/肛门与直肠内脏/泌尿系统/四肢骨骼/心脏与神经性刺激/中枢神经系统药物）； （2）身体质量指数； （3）肺活量； （4）听力测试； （5）心电图； （6）血常规； （7）（HIV*）； （8）视力测试； （9）药物检测	雇佣前或承包商开始工作前和每两年

续表

岗位	检查项目	体检周期
频繁出差人员	（1）问卷调查并培训商务旅行中的危险因素； （2）（HIV*）； （3）乙肝表面抗原； （4）丙型肝炎抗体	雇佣前或承包商开始工作前和每两年
安保人员	（1）常规体检（视力与瞳孔／肺与胸／耳鼻喉／心血管系统／肛门与直肠内脏／泌尿系统／四肢骨骼／皮肤和静脉曲张与神经性刺激／中枢神经系统药物）； （2）肺活量； （3）听力测试； （4）视力测试； （5）破伤风／白喉； （6）狂犬病； （7）尿液； （8）胸透； （9）药物检测	雇佣前或承包商开始工作前和每两年
配餐人员	（1）常规体检（肺与胸／耳鼻喉／心脏系统／肛门与直肠内脏）； （2）便常规（粪便／痢疾／伤寒）； （3）血清谷草转氨酶、血清谷丙转氨酶； （4）乙型肝炎检查； （5）胸透； （6）药物检测	雇佣前或承包商开始工作前和每一年
清洁工 客房服务人员 污水处理工人 害虫控制人员	（1）常规体检（肺与胸／耳鼻喉／心脏系统／肛门与直肠内脏）； （2）破伤风／白喉； （3）甲型肝炎； （4）伤寒； （5）狂犬病（参与流浪动物清除和害虫控制的人员）； （6）尿液； （7）胸透； （8）药物检测	雇佣前或承包商开始工作前和每一年
电工	（1）常规体检（视力与瞳孔／肺与胸／耳鼻喉／心血管系统／肛门与直肠内脏／泌尿系统／四肢骨骼／皮肤和静脉曲张与神经性刺激／中枢神经系统药物）； （2）视力检查； （3）色觉检查； （4）心电图； （5）胸透； （6）血常规； （7）尿液； （8）药物检测	雇佣前或承包商开始工作前和每两年
暴露在石棉环境下	（1）常规体检（视力与瞳孔／肺与胸／耳鼻喉／心血管系统／肛门与直肠内脏／泌尿系统／四肢骨骼／皮肤和静脉曲张与神经性刺激／中枢神经系统药物）； （2）胸透； （3）心电图； （4）肺功能； （5）药物检测	雇佣前或承包商开始工作前和每两年及离岗检查

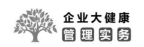

续表

岗位	检查项目	体检周期
暴露在苯类环境下	（1）常规体检（视力与瞳孔／肺与胸／耳鼻喉／心血管系统／肛门与直肠内脏／泌尿系统／四肢骨骼／皮肤和静脉曲张与神经性刺激／中枢神经系统药物）； （2）血常规； （3）尿蛋白； （4）药物检测	雇佣前或承包商开始工作前和每两年及离岗检查
暴露在甲醇环境下	（1）常规体检（视力与瞳孔／肺与胸／耳鼻喉／心血管系统／肛门与直肠内脏／泌尿系统／四肢骨骼／皮肤和静脉曲张与神经性刺激／中枢神经系统药物）； （2）血常规； （3）心电图； （4）尿液； （5）血常规测试／转氨酶； （6）视力测试； （7）眼底镜检查； （8）药物检测	雇佣前或承包商开始工作前和每两年
暴露在高空作业下	（1）常规体检（视力与瞳孔／肺与胸／耳鼻喉／心血管系统／肛门与直肠内脏／泌尿系统／四肢骨骼／皮肤和静脉曲张与神经性刺激／中枢神经系统药物）； （2）视力测试； （3）色觉测试； （4）心电图； （5）血常规； （6）尿检； （7）药物检测	雇佣前或承包商开始工作前和每两年
暴露在噪声环境下	（1）常规体检（肺与胸／耳鼻喉／心血管系统／肛门与直肠内脏／泌尿系统／神经性刺激／中枢神经系统药物）； （2）心电图； （3）血常规； （4）尿检； （5）听力测试； （6）药物检测	雇佣前或承包商开始工作前和每两年及离岗检查
暴露在电离辐射环境下	（1）常规体检（肺与胸／耳鼻喉／心血管系统／肛门与直肠内脏／泌尿系统／神经性刺激／中枢神经系统药物）； （2）注重眼睛检查（视力测试／眼晶状体／眼底）； （3）尿检； （4）血常规／血小板、肌酐，谷草转氨酶／谷丙转氨酶／甲胎蛋白，乙肝表面抗原； （5）心电图； （6）胸透； （7）肺功能测试； （8）腹腔B超（肝／肾／胆囊／脾脏）； （9）药物检测	雇佣前或承包商开始工作前和每一年

岗位	检查项目	体检周期
暴露在高温环境下	（1）常规体检（视力与瞳孔／肺与胸／耳鼻喉／心血管系统／肛门与直肠内脏／泌尿系统／四肢骨骼／中枢神经系统药物）； （2）心电图； （3）血常规测试； （4）尿检； （5）胸透； （6）谷草转氨酶／谷丙转氨酶； （7）药物检测	雇佣前或承包商开始工作前和每一年
暴露在振动（手）环境下	（1）常规体检（肺与胸／耳鼻喉／心血管系统／肛门与直肠内脏／泌尿系统／神经性刺激／中枢神经系统药物）； （2）心电图； （3）尿检； （4）血常规测试／转氨酶； （5）药物检测	雇佣前或承包商开始工作前和每两年及离岗检查
暴露在粉尘环境下	（1）常规体检（肺与胸／耳鼻喉／心血管系统／内腔／肌肉骨骼和中枢神经系统）； （2）尿液； （3）血常规测试／谷草转氨酶／谷丙转氨酶； （4）心电图； （5）胸透； （6）肺功能测试； （7）腹腔B超（肝／肾／胆囊／脾脏）； （8）药物检测	雇佣前或承包商开始工作前和每两年及离岗检查

附录四　建档管理规范

一、健康档案定义

健康档案是由医生团队为签约用户创建、处理、保存并定期更新维护的与个人健康信息相关的档案。健康档案中的信息包括：个人基本情况、基本健康信息、健康评估记录，以及后续的监测回访、健康干预及其他诊疗服务记录。

建立健康档案是指收集健康信息并形成电子档案的过程，即收集用户的个人基本情况及所有与健康相关的信息，发现健康问题，为评价和干预管理提供基础数据。

二、健康档案初建内容

（1）个人基本情况：包括姓名、性别、出生年月、身份证号、联系方式、职业、身高、体重、血型、婚育情况、紧急联系人及生活方式（膳食习惯、烟酒嗜好、睡眠、体育锻炼、精神及社会因素等）记录。

（2）基本健康信息：包括用户的现病史、既往史、家族史记录及用户的用药史、就诊史、检查报告的整理。

三、目的

为了明确医生建立健康档案的服务流程，提高建档的服务质量，规范管理制度，确保健康档案的真实性和有效性。

四、适用范围

适用于企业健康管理服务项目的健康档案建立服务。

五、职责

（1）项目负责人：负责推行管理。

（2）项目质控：负责组织培训、检查监督。

（3）家庭医生团队：负责执行。

六、规定

（一）服务规范

（1）医生团队尊重签约用户隐私，对待服务对象一视同仁，不得泄露服务对象的隐私。

（2）医生团队在建立健康档案过程中重视沟通，使用文明用语，不讲服务忌语。

（3）医生团队成员间互相尊重，团结协作，一切以服务对象利益为重。

（4）健康档案的数据安全应有专职人员维护。

（二）行为规范

（1）医生团队应为服务对象建立健康档案。建档过程中产生及涉及的纸质档案信息，及时上传或录入电子档案系统，形成电子档案，实施动态管理。

（2）员工接受健康档案建立服务时，由医生为其建立健康档案，健康档案信息可通过线上采集和线下上门、安排健康体检等多种方式获得。

（3）健康档案记录的内容应齐全完备、真实准确、书写规范、基础内容无缺失，各类检查报告和诊疗记录上传电子版存档，及时完善更新、维护健康档案。

（三）企业医生团队成员建档职责分工

企业医生团队成员明确分工，紧密合作，相互支撑，共同做好健康档案建立服务工作。团队成员职责分工参照如下。

1. 医生

负责与客户直接对接，进行健康信息的收集，帮助和引导用户提供正确有效的建档信息。

如果签约用户健康信息不完善，家庭医生可根据具体需要，为用户制订个性化的检查计划，并对检查结果进行记录分析。

及时完善、更新及维护健康档案。

2. 护士

与医生紧密配合，完成电子健康档案的录入、上传和完善工作。

对于需要安排健康检查的签约用户，根据医生制订的健康计划，负责检查具体执行的对接工作并负责检查结果的跟进。

及时完善、更新及维护健康档案。

七、工作流程

工作流程如附图 4-1 所示。

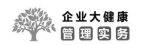

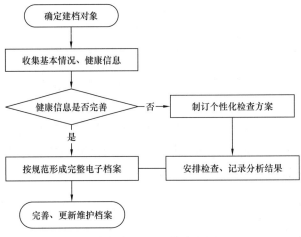

附图 4-1 工作流程

附录五　医生团队随访服务规范

一、定义

医生根据签约个人及特殊人群的需求，定期或不定期通过健康管理服务平台、电话或面对面等方式了解用户个人健康信息及输出健康指导和关怀，提供个性化、全方位的健康改善行动计划。医生随访包括健康指导性随访、关怀性随访和满意性随访。

二、目的

为了明确医生随访服务流程，提高随访的服务质量，规范管理制度，确保随访工作规范有序高效地进行。

三、适用范围

适用于医生团队服务项目的随访服务。

四、职责

（1）项目负责人：负责推行管理。
（2）项目质控：负责组织培训、检查监督。
（3）医生团队、客服、质控：负责执行。

五、规定

（一）服务规范

（1）医生团队尊重签约用户隐私，对待服务对象一视同仁，不得泄露服务对象的隐私。
（2）医生团队在随访过程中重视沟通，使用文明用语，不讲服务忌语。
（3）医生团队成员间互相尊重，团结协作，一切以服务对象利益为重。
（4）去电随访录音、其他随访方式的记录，在签约期内长期留存。

（二）行为规范

（1）随访分为健康指导性随访、关怀性随访和满意性随访。
① 健康指导性随访是指医生根据健康评估为用户制订定期的随访计划，提供用药、

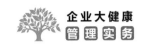

饮食、运动、生活方式及心理等全方位健康指导，并根据提供的医疗服务类别，结合不定期的跟踪回访。随访完成 24h 内，同步更新健康档案的内容。

② 关怀性随访是指于特定的节气或者节假日、生日等，主动联系用户致以问候，也包括为用户提供个性化的提醒（就诊、复诊、用药、生活、健康宣教）服务。

③ 满意性随访是指用户满意度调查回访，医风医德医术调查，投诉建议反馈。

（2）随访方式多样化，可针对随访对象的具体情况，提供电话、短信、App、电子邮件等多种方式的随访服务。

（3）用户健康档案翔实完备，具有完整方便的随访管理记录，包括姓名、性别、电话及联系人等基本资料，同时有详细的健康资料、诊疗记录、随访记录等，为长期的随访提供可靠的依据。

（4）医生熟练掌握系统功能，系统实现智能化随访管理，随访时间和随访内容预设后，系统会在预设的随访计划当日，自动提醒医生对特定用户进行相关回访，随访结果由系统进行保存分类。

（5）医生根据用户的健康状况，有相对应的随访问卷和随访计划，规范随访内容，杜绝随访的随意性，为随访结果的统计分析提供基础。

（6）医生团队根据随访结果进行定期分析交流讨论，可分别对不同的科室、不同的病种、不同的阶段进行完整、详细、多样化的统计分析，有利于相应病种的健康管理经验总结。

（7）根据用户的健康状况，医生需定期评估健康干预效果，视情况及时调整健康随访的时间和频率。

（8）随访记录的内容应齐全完备、真实准确、书写规范、基础内容无缺失，各类检查报告和诊疗记录上传电子版存档，健康档案及时维护更新。

（三）随访职责分工

随访分工明确，各岗位紧密合作，相互支撑，共同做好家庭医生随访服务工作，职责分工参照如下。

1. 医生

医生根据用户健康评估结果，确定随访的周期、频率和内容，与用户确认随访的时间和方式。

定期或不定期为用户提供用药、饮食、体育锻炼、生活方式等全方位健康跟踪指导，了解健康监测情况及干预反馈。

定期对跟踪随访结果进行健康管理成效评估，根据评估结果，及时调整随访的周期、频率和内容。

2. 护士

护士配合医生完成健康指导性随访，根据医生随访结果及时完善、更新及维护健康档案。

定期执行关怀性随访，于特定的节气或者节假日、生日等，主动联系用户致以问候，也包括为用户提供个性化的提醒（就诊、复诊、用药、生活、健康宣教）服务。

3. 客服人员

客服人员不定期通过电话方式对签约用户进行满意度随访，及时了解家庭医生服务主体及本服务机构的服务质量，包括医德医风、医疗环境、医疗设备、费用、医护质量和服务态度，并且征求用户对家庭医生相关服务工作的意见。

4. 质控人员

定期对医护相关随访记录及客服满意度随访记录进行检查监督与评估。

定期组织随访交流研讨会，各家庭医生团队针对随访过程中出现的疑难问题、特殊病种的随访管理经验等进行交流研讨。

根据检查监督及评估结果，定期组织随访服务相关方面的培训和考核。

附录六 航空医疗转运用表

航空医疗转运用表见附表 6-1 至附表 6-4。

附表 6-1 应急响应启动令 /Startup order of emergency response

签发人 /Issuer		签发时间 /Issuance time	
传令人 /Herald		传令时间 /Transmission time	
命令内容 /Command content			
受令单位 /Receiving unit			
受令人 /Receiver			
备注 /Remarks			

附表 6-2 应急状态解除令 /Discharge order of emergency status

签发人 /Issuer		签发时间 /Issuance time	
传令人 /Herald		传令时间 /Transmission time	
命令内容 /Command content			
受令单位 /Receiving unit			
受令人 /Receiver			
备注 /Remarks			

附表 6-3 所需调研评估内容

类别	内容
项目所在地及邻国医疗能力	最近的救治机构医疗能力、所在国或邻国医院医疗能力、救护车情况、医疗机构统计表
应急能力	地面 / 空运的路线、距离和时间，最近可到达的方式
如发生突发疾病如何准备	是否需要特殊预防医学措施、航空医疗转运公司情况、航空转运设备的租用情况、商业航班时刻和航班状态、保险保障等
确定已知的健康威胁和风险	传染病 / 环境威胁（气候、地理、化学危险品、放射性物质、噪声、粉尘、急性毒性物质、食物和饮用水）
项目自有医疗资源	医疗设施配置、基础药配置，抗疟药及其他防护措施

注：医疗能力是指化验、X 线、B 超、CT、核磁等医疗支持，急诊及紧急护理转运情况。

附表 6-4　航空医疗转运突发事件报告表 /Report table of air medical transport emergency

报告单位 /Reporting organization		报告人员 /Reporter	
事件类型 /Event type		报告时间 /Report time	
涉事单位 /Incident organization		事发地点 /Incident location	
事件概况 /Event overview			
应急处置情况 /Emergency response			
备注 /Remarks			

填表人 /Report by：　　　　　审核人 /Reviewed by：　　　　　填报时间 /Report time：

附录七 疾病高风险因素

根据世界卫生组织统计，员工原有疾病是长期外派人员死亡的主要原因。常见疾病高风险因素包括但不限于：

（1）心血管系统疾病：吸烟，年龄，肥胖，心电图异常，冠脉 CT 异常，高血压、糖尿病、血脂异常、BNP 升高，高敏 C 反应蛋白升高、同型半胱氨酸升高及心肌酶升高。

（2）脑卒中：核磁检查异常（脑血管狭窄、脑血管畸形、脑白质脱髓鞘、动脉瘤）、颈动脉彩超异常，动脉弹性异常，高敏 C 反应蛋白升高、同型半胱氨酸升高。

（3）心梗筛查：冠脉 CT 异常、血小板聚集率升高、肌钙蛋白检测异常、凝血五项异常。

（4）代谢疾病：糖化血红蛋白升高、胰岛素抵抗、尿白蛋白或尿微量蛋白阳性、磷脂酶 A2 升高等。

（5）胰腺炎：血脂异常、超重、胆道系统疾病、饮酒、暴饮暴食、血尿淀粉酶升高，既往病史等。

（6）胆道疾病：胆结石，血生化检查异常、肝功异常、血脂异常、体重指数增加，超重、肥胖、糖尿病、脂肪肝等。

（7）视网膜脱离：高度近视、糖尿病、高血压。

附录八　航空医疗转运应急响应行动内容

一、应急响应启动

（1）应急领导小组组长宣布启动应急响应。

（2）应急领导小组办公室根据应急工作需要，适时召开应急会议。会议研究解决应急转运过程中的有关问题，提出解决方案，确定终版转运工作方案，并安排部署落实。

二、接洽转运机构

事发单位根据终版转运工作方案，与优选的转运机构进行技术和商务对接。对接内容包括但不限于：转运飞机型号、航线许可、飞行时刻、医疗护送团队、救护车、接诊医院、陪同人员食宿、语言支持、病情监测和转运费用、垫付治疗费用等。

三、转运前准备

事发单位根据终版转运工作方案，协调医院做好员工转运前医疗准备，保障员工身体状况满足航空医疗转运条件，做好转运过程中救护车、药品准备，准备医疗文件、准予转运的证明。事发单位收集员工护照、签证，准备所需应急资金，包括饮食、住宿、交通、生活用品及其他不可预测的费用。

四、转运交接

事发单位协调医院派出救护车和随车医护，护送患病员工至机场，并与转运飞机医疗护送团队或相关联络人在机场进行转运交接。

五、到达目的地接应

转运飞机起飞后，在到达目的地2h前，事发单位或委托的转运机构应协调所在国家和地区周边的国际水准医疗中心或国内目的地城市合作的接收医院，做好接受病人的准备，启动绿色通道，派出符合转运条件的救护车和医护人员在机场等待，做好患病员工的交接，第一时间送入接收医院。

六、转运后病情跟踪

患病员工入住接收医院后，事发单位指派专业人员或专业机构与接收医院进行沟通，

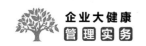

每日跟踪获取患病员工检查指标、诊断结果、采取的治疗手段、治疗药物及用量、总体身体和情绪状况等，并及时通报事发单位和应急领导小组。

七、家属安抚

应急响应启动后，企业党群工作部牵头向患病员工家属通报病情，并了解其家庭情况，安抚家属情绪，并提供必要帮助。

附录九 航空医疗转运参考资料

航空医疗转运参考资料见附表 9-1 至附表 9-4。

附表 9-1 周边医院、急救中心、医疗中心、接收医院调研表 /Questionnaire of surrounding hospitals，emergency centers，medical centers，receiving hospitals

医院名称 /Hospital name	
医院地址 /Hospital address	_____国 /Country_____州 /State _____市 /City_____区 /District _____街道 /Street_____号 /No. 经纬度坐标 /The coordinate of latitude and longitude：
邮寄地址 /Postal address	
电话号码 /Phone number	
传真号码 /FAX	
税号 /Tax file number	
网址 /URL	
电子邮箱 /E-mail	
负责人姓名、联系方式 /Name and contact information of director	
联系人姓名、联系方式 /Name and contact information of contact person	
医院资质或认证 /Qualification or certification of hospital	
医护人员可使用语言 /Available languages for medical staff	□英语 /English □法语 /French □西班牙语 /Spanish □葡萄牙语 /Portuguese □阿拉伯语 /Arabic □中文 /Chinese □其他语言 /Other languages_____
是否能提供中文翻译 /Provide Chinese translation or not	□是 /Yes　□否 /No
可接受的付款方式 /Payment method	□银行转账 /Bank transfer □信用卡 /Credit card □现金 /Cash □主要医疗保险（具体说明）/Major medical insurance（details） _____

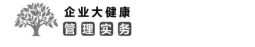

国际 / 国内保险（名单）/International /domestic insurance（list）	□有 /Yes　□无 /No
是否是健康保险集团的成员 /Are you part of a health insurance group	□是 /Yes，请填写健康保险集团名称 /Please provide the name of the health insurance group＿＿＿＿＿＿ □否 /No
项目营地距离现场周边医院和急救中心的距离、行车时间、行车路线图 /Distance，driving time and route map between the project camp and the surrounding hospitals and emergency centers	

科室（最好附照片或文字描述）/Departments（preferably with photographs or text descriptions）	心内科 /Cardiology department	□有 /Yes，床位数 /Number of beds＿＿＿＿＿，技术 / 设备优势 /Technical /device advantages ＿＿＿＿＿＿＿＿＿＿＿＿＿＿＿＿＿＿ □无 /No
	重症医学科（ICU）	□有 /Yes，床位数 /Number of beds＿＿＿＿＿，技术 / 设备优势 /Technical /device advantages ＿＿＿＿＿＿＿＿＿＿＿＿＿＿＿＿＿＿ □无 /No
	消化内科 /Digestive system department	□有 /Yes，床位数 /Number of beds＿＿＿＿＿，技术 / 设备优势 /Technical /device advantages ＿＿＿＿＿＿＿＿＿＿＿＿＿＿＿＿＿＿ □无 /No
	神经内科 /Neurology department	□有 /Yes，床位数 /Number of beds＿＿＿＿＿，技术 / 设备优势 /Technical /device advantages ＿＿＿＿＿＿＿＿＿＿＿＿＿＿＿＿＿＿ □无 /No
	肾内科 /Nephrology department	□有 /Yes，床位数 /Number of beds＿＿＿＿＿，技术 / 设备优势 /Technical /device advantages ＿＿＿＿＿＿＿＿＿＿＿＿＿＿＿＿＿＿ □无 /No
	血液科 /Hematology department	□有 /Yes，床位数 /Number of beds＿＿＿＿＿，技术 / 设备优势 /Technical /device advantages ＿＿＿＿＿＿＿＿＿＿＿＿＿＿＿＿＿＿ □无 /No
	风湿免疫科 /Rheumatology and immunology department	□有 /Yes，床位数 /Number of beds＿＿＿＿＿，技术 / 设备优势 /Technical /device advantages ＿＿＿＿＿＿＿＿＿＿＿＿＿＿＿＿＿＿ □无 /No
	内分泌科 /Endocrinology department	□有 /Yes，床位数 /Number of beds＿＿＿＿＿，技术 / 设备优势 /Technical /device advantages ＿＿＿＿＿＿＿＿＿＿＿＿＿＿＿＿＿＿ □无 /No

	皮肤科 /Dermatology department	□有 /Yes，床位数 /Number of beds_____， 技术 / 设备优势 /Technical /device advantages _____ □无 /No
	心理医学科 /Psychology department	□有 /Yes，床位数 /Number of beds_____， 技术 / 设备优势 /Technical /device advantages _____ □无 /No
	中医科 /Traditional Chinese medicine department	□有 /Yes，床位数 /Number of beds_____， 技术 / 设备优势 /Technical /device advantages _____ □无 /No
	肿瘤科 /Oncology department	□有 /Yes，床位数 /Number of beds_____， 技术 / 设备优势 /Technical /device advantages _____ □无 /No
科室（最好附照片或文字描述）/Departments（preferably with photographs or text descriptions）	康复科 /Rehabilitation department	□有 /Yes，床位数 /Number of beds_____， 技术 / 设备优势 /Technical /device advantages _____ □无 /No
	感染科 /Infectious disease department	□有 /Yes，床位数 /Number of beds_____， 技术 / 设备优势 /Technical /device advantages _____ □无 /No
	普通外科 /General surgery department	□有 /Yes，床位数 /Number of beds_____， 技术 / 设备优势 /Technical /device advantages _____ □无 /No
	骨科 /Orthopedics department	□有 /Yes，床位数 /Number of beds_____， 技术 / 设备优势 /Technical /device advantages _____ □无 /No
	心外科 /Cardiac surgery department	□有 /Yes，床位数 /Number of beds_____， 技术 / 设备优势 /Technical /device advantages _____ □无 /No
	胸外科 /Thoracic surgery department	□有 /Yes，床位数 /Number of beds_____， 技术 / 设备优势 /Technical /device advantages _____ □无 /No

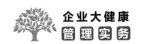

科室（最好附照片或文字描述）/Departments（preferably with photographs or text descriptions）	血管外科 /Vascular surgery department	□有 /Yes，床位数 /Number of beds_____，技术 / 设备优势 /Technical /device advantages _____ □无 /No
	泌尿外科 /Urinary surgery department	□有 /Yes，床位数 /Number of beds_____，技术 / 设备优势 /Technical /device advantages _____ □无 /No
	神经外科 /Neurosurgery department	□有 /Yes，床位数 /Number of beds_____，技术 / 设备优势 /Technical /device advantages _____ □无 /No
	乳腺外科 /Breast surgery department	□有 /Yes，床位数 /Number of beds_____，技术 / 设备优势 /Technical /device advantages _____ □无 /No
	肝脏外科 /Hepatic surgery department	□有 /Yes，床位数 /Number of beds_____，技术 / 设备优势 /Technical /device advantages _____ □无 /No
	烧伤整形科 /Burn and plastic surgery department	□有 /Yes，床位数 /Number of beds_____，技术 / 设备优势 /Technical /device advantages _____ □无 /No
	麻醉科 /Anesthesiology department	□有 /Yes，床位数 /Number of beds_____，技术 / 设备优势 /Technical /device advantages _____ □无 /No
妇儿科室（最好附照片或文字描述）/Gynecology & pediatrics department（preferably with photographs or text descriptions）	妇产科 /Gynecology and obstetrics department	□有 /Yes，床位数 /Number of beds_____，技术 / 设备优势 /Technical /device advantages _____ □无 /No
	儿科 /Pediatrics department	□有 /Yes，床位数 /Number of beds_____，技术 / 设备优势 /Technical /device advantages _____ □无 /No

续表

五官科室（最好附照片或文字描述）/ Ophthalmology & otorhinolaryngology department（preferably with photographs or text descriptions）	眼科 /Ophthalmology department	□有 /Yes，床位数 /Number of beds_____，技术 / 设备优势 /Technical /device advantages _____ □无 /No
	耳鼻喉科 /Otolaryngology department	□有 /Yes，床位数 /Number of beds_____，技术 / 设备优势 /Technical /device advantages _____ □无 /No
	口腔科 /Stomatology department	□有 /Yes，床位数 /Number of beds_____，技术 / 设备优势 /Technical /device advantages _____ □无 /No
急诊科（最好附照片或文字描述）/Emergency department（preferably with photographs or text descriptions）	急救中心 /Emergency center	□有 /Yes，床位数 /Number of beds_____，救护车数 /Number of ambulances_____，负压救护车数 /Number of negative pressure ambulances_____，技术 / 设备优势 /Technical / device advantages _____ □无 /No
主要医疗设备（最好附照片或文字描述）/Primary medical devices（preferably with photographs or text descriptions）	核磁共振 /MRI	□有 /Yes 台数 /Quantity_____，设备描述 /Device description_____ □无 /No
	CT	□有 /Yes 台数 /Quantity_____，设备描述 /Device description_____ □无 /No
	X 线 /X-ray	□有 /Yes 台数 /Quantity_____，设备描述 /Device description_____ □无 /No
	超声 /Ultrasound	□有 /Yes 台数 /Quantity_____，设备描述 /Device description_____ □无 /No
	心脏超声 /Cardiac ultrasound	□有 /Yes 台数 /Quantity_____，设备描述 /Device description_____ □无 /No

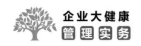

主要医疗设备（最好附照片或文字描述）/Primary medical devices（preferably with photographs or text descriptions）	心电图机 /ECG Machine	□有 /Yes 台数 /Quantity_____，设备描述 /Device description_____ □无 /No

调查人 /Investigators：　　　　　　　　　　部门 /Department：

联系方式 /Contact information：

建议每年至少更新一次 /Update at least annually

附表 9-2　救护车调研表 /Questionnaire of ambulances

设备 / 人员名称 /Equipment/personnel name	有 /Yes	无 /No
上车担架 /Vehicle-stretcher	□有 /Yes	□无 /No
铲式担架 /Shovel stretcher	□有 /Yes	□无 /No
头部固定器 /Cephalostat	□有 /Yes	□无 /No
颈托式颈部固定器 /Neck retainer	□有 /Yes	□无 /No
吸引器 /Aspirator	□有 /Yes	□无 /No
气管插管（含喉镜）/Tracheal intubation（including laryngoscope）	□有 /Yes	□无 /No
氧气瓶 /Oxygen cylinder	□有 /Yes	□无 /No
除颤仪 /Defibrillator	□有 /Yes	□无 /No
心电监护仪 /ECG monitor	□有 /Yes	□无 /No
便携式呼吸机 /Portable ventilator	□有 /Yes	□无 /No
快速血糖仪 /Blood glucose meter	□有 /Yes	□无 /No
输液设备 /Infusion equipment	□有 /Yes	□无 /No
医师 /Physician	□有 /Yes	□无 /No
高级急救员 /Senior first aider	□有 /Yes	□无 /No
护士 /Nurse	□有 /Yes	□无 /No

调查人 /Investigators：　　　　　　　　　　部门 /Department：

联系方式 /Contact information：

建议每年至少更新一次 /Update at least annually

附表 9-3　医疗机构统计表 /Statistical table of medical institutions

海外项目名称 Overseas project name	医院名称 Hospital name	医院地址 Hospital address	电话号码 Telephone number	传真号码 FAX	网址 URL	联系人姓名、联系方式 Name and contact information of contact person	医院资质或认证 Qualification or certification of hospital

附表 9-4　航空医疗转运公司调研表 /Questionnaire of air medical transport company

公司名称 /Company name	
公司地址 /Company address	_____国 /Country_____州 /State _____市 /City_____区 /District _____街道 /Street_____号 /No.
邮寄地址 /Postal address	
电子邮箱 /E-mail	
网址 /URL	
院长 / 负责人姓名、联系方式 /Name and contact information of director	
联系人姓名、联系方式 /Name and contact information of contact person	
公司资质或认证 /Qualification or certification of company	
近五年救援案例数 /Number of rescue cases in recent 5 years	
近五年各种案例数 /Number of various cases in recent 5 years	
典型案例 /Typical cases	
服务覆盖国家范围 /Country of service coverage	
调度中心设置、报警电话、可使用语言 /Dispatch center settings, alarm telephone, available languages	
最适宜调度中心 /The most suitable dispatch center	

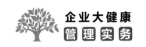

续表

国际 / 国内保险（名单）/International /domestic insurance（list）	□有 /Yes　　□无 /No
是否是健康保险集团的成员 /Are you part of a health insurance group	□是 /Yes，请填写健康保险集团名称 / Please provide the name of the health insurance group _____ □否 /No
自有医疗转运航空器型号、类型（旋转翼、固定翼、直升机）、航程、是否能上高原、是否符合认证 /The model and type of owned medical transport aircraft（rotary wing，fixed wing，helicopter），voyage，can go to plateau or can't，get certification or not	
自有医疗转运航空器医疗设备 /The armarium of owned medical transport aircraft	
自有救护车覆盖范围 /Coverage of owned ambulances	
自有救护车设备 /The armarium of owned ambulances	
为乘客购买保险情况 /Purchase insurance information for passengers	
调查人 /Investigators：　　　　　　　　　　部门 /Department： 联系方式 /Contact information： 建议每年至少更新一次 /Update at least annually	